日本人発見の
不思議たんぱく

中谷のPNP-14
ベータ・シヌクレイン物語

西村書店

読者のみなさんへ

「シヌクレイン」という言葉を聞いたことがありますか。動物や人間の脳から比較的新しく見つかったタンパク質の名前です。医療や病気に特別に詳しい人は別として、一般にはまだまだの知名度かもしれません。

これから話すのはそのタンパク質をめぐる物語です。

シヌクレインは構造が少しずつ違う、アルファ、ベータ、ガンマの3種類が見つかっています。そのうち最も早く1990年に分離されたのはアルファではなく、ベータ・シヌクレインでした。それに成功したのが日本人の研究者、昭和大学薬学部の中谷一泰助教授(教授を経て現在は名誉教授)のチームです。

その4年後、英国の研究チームが同じ脳からアルファ・シヌクレインとベータ・シヌクレインを分離、精製することに成功しました。シヌクレインは不思議な性質のタンパク質で、いろいろ試みたものの他の方法ではどうしても不可能だったため、英国チームは中谷チームの方法を採用しました。

シヌクレインはとても重要なタンパク質であることが分かりました。脳の中で増えるとパーキンソン病という運動障害の病気になります。そればかりか、アルツハイマー病などの認知症の原因にも関係しています。パーキンソン病や認知症を治す薬につながる可能性がある夢のタンパク質です。

田辺　功

序　論

　シヌクレインは、1988 年、L・マロトーらによりゴマフシビレエイのコリン作動性ニューロンから単離された 143 アミノ酸残基からなるタンパク質である。シナプス小胞に対するポリクローナル抗体を用いて cDNA クローニングされ、シナプスおよび核の一部に局在するものとして、シヌクレインと命名された。

　他方これとは別に、脳のシナプスに特異タンパク質を見つけようと中谷一泰らのグループは動物の脳を分析していた。ある時、100 度でボイル（煮沸）した資料から 1 つのバンドを発見し、1990 年に「PNP-14」と命名して発表した。

　ここにシヌクレイン物語の幕が切って落とされた。試料を 100 度でボイルするという中谷らの方法によって、1994 年にアルファ・シヌクレイン、ベータ・シヌクレイン（PNP-14）が、1998 年にガンマ・シヌクレインが抽出できたのである。

　その後の発展の中で、アルファ・シヌクレインはレビー小体の構成成分としても重要な位置づけを有し、今やパーキンソン病の発症と病態形成には不可分の存在となった。

　これに対してベータ・シヌクレイン（PNP-14）はレビー小体には関わりなく、その作用は長らく未知の時代が続いた。しかし、近年ようやくアルファ・シヌクレインの凝集を抑制し、パーキンソン病の発症を抑えるなどの性質が知られるようになると、にわかにパーキンソン病の発症予防の面から注目される状況となっている。

　パーキンソン病の神経病理学的特質は、フレデリック・レビー（1885-1950）により記載されたレビー小体の存在である。現在、その構成成分には、アルファ・シヌクレインと、ユビキチン・ニューロフィラメント、アルファ・ベータ クリスタリンといったタンパク質からなるとされる（若林孝一）。

　ずいぶん昔のことになるが、新潟大学脳研究所の神経病理学会議の席上、山村安弘（後に広島大学 神経内科教授）のプレゼンにて、脳にあるはずのレビー小体が腸管に見つかったとの論議がなされた。おそらく世界初ともいうべき指摘であり、当時その意義は不明であった。

　それを受けて同じ教室の若林孝一（のちに弘前大学教授）が研究を進め、1988 年、

7人のパーキンソン病患者のすべてにおいて、アウエルバッハ神経叢とマイスナー神経叢にレビー小体に類似した特徴的な封入体を認め、レビー小体は下部食道のアウエルバッハ神経叢に最も多くみられるとの報告を行った。

これは、パーキンソン病において中枢神経系以外にレビー小体が存在することを証明したばかりでなく、非パーキンソン病症例の腸管神経節にレビー小体（ひいてはアルファ・シヌクレイン）が存在し、パーキンソン病発症前に腸管系において既にパーキンソン病の病態が始まることを示唆する重要な知見であった。

この1988年という年は、前述のとおり、マロトーらがゴマフシビレエイからシヌクレインを発見した年である。1990年の中谷らのPNP-14（ベータ・シヌクレイン）の発見、1994年のゲダードのアルファ・シヌクレインの発見後、1995年に横浜市立大学教授の小阪憲司の提唱になるレビー小体病の命名がなされ、15年後の2003年に、ブラーク仮説、すなわち、レビー小体が迷走神経背側核から始まり脳を伝播するという仮説が打ち立てられた。

このようにパーキンソン病が腸から始まって脳にのぼっていく伝播（プロパゲーション）というブラーク仮説に先んじて、レビー小体が脳を伝播していくとのダイナミックな仮説が構築されたのである。

パーキンソン病は腸から始まるとの論議が深まる一方で、腸管に存在する多種類の感覚神経を研究していた新潟大学教授の藤田恒夫（1929-2012）は、腸は脳ができる前から独立していて立派に働いていると唱し、腸という器官における発生学的な見知から、脳に生じる現象に先んじて腸管の病理が先行することは不思議なことではないとの見解を述べた。

こうしたことからパーキンソン病が全身病であるとの論議が盛んになり、臨床では、当時東京医科歯科大学在籍中の織茂智之らはMIBG心筋シンチ画像を用いてパーキンソン病患者の心臓への取り込み低下を指摘し、パーキンソン病の初期診断への道を開いた。

以上のパーキンソン病の歴史をたどる時、ジェームズ・パーキンソン（1755-1824）の記録以後、中脳黒質病変の指摘、レビー小体の記載、レボドパ治療の開発、そして、疾患特異タンパク質「シヌクレイン」の発見へと続くその長い道程の中で、1990年になされた、脳を100度でボイルして抽出できた中谷らのPNP-14すなわ

ちベータ・シヌクレインの発見は、神が宿ったとしか思えない出来事であった。これこそが、脳に特有に存在するシナプスのタンパク質の存在と、パーキンソン病から認知症までの研究の扉を開けた最大の発見なのである。

　本著は、こうしたシヌクレイン発見の歴史を分かりやすく解説することを目的とした。中谷一泰はベータ・シヌクレイン（PNP-14）の発見者であり、田辺功は元朝日新聞科学部の記者、湯浅龍彦は神経内科医師である。
　序論と第2部を湯浅が担当し、田辺は中谷のインタビューから第1部をまとめた。本書によってシヌクレイン発見現場の熱気が伝えられ、また、これからの未来を担う若者達にサイエンスの夢を感じていただければ幸いである。

　　　　　　　　　　　　　　　　　　　　　　　　　　　　　　湯浅龍彦

目　次

読者のみなさんへ iii

序論 iv

第1部　日本人発見の不思議タンパク　中谷のPNP-14物語

第1章　脳にしかないタンパク質があった

がんの薬から認知症の薬探しへ 2
米国ロックフェラー大学に中谷さんを招聘した花房教授との出会い 2
脳にしかないタンパク質を探せ 3
摂氏100度でも壊れないタンパク質 4
PNP-14と命名 5
シナプスに存在するタンパク質 5

第2章　シヌクレイン脚光を浴びる

中谷さんの発見の4年後にアルファ・シヌクレインも見つかる 8
中谷さんチームの加熱法を借用 9
シヌクレインは熱に強いシャペロン（介添え役） 10
アルファ・シヌクレインとパーキンソン病 10
1998年1月、コールド・スプリング・ハーバー研究所の会に招待される .. 11
レビー小体にはアルファ・シヌクレインだけが存在 12
ベータ・シヌクレイン（PNP-14）はパーキンソン病の防止役 14
アルファの異常が次々に 14
ベータ・シヌクレインの異常でも発症 16
シナプスに存在するタンパク質 16

第3章　パーキンソン病は全身病だった

初めて書いたパーキンソン病の解説 19
パーキンソン病の4大症状とは 19

中脳の黒質でドーパミン生産不足 20
　パーキンソン病の始まりは腸や末梢の神経細胞から 20
　腹部から脳へとアルファ・シヌクレインの長い旅 22
　パーキンソン病の多彩な症状とは 22
　レビー小体型認知症とは 24

第4章　いろいろあります認知症
　認知症で一番多いのはアルツハイマー病 27
　アルツハイマー病の原因は 27
　アルツハイマー病はこのように進みます 30
　アルツハイマー病の症状は 30
　脳血管性認知症 31
　レビー小体型認知症 34
　前頭側頭型認知症 34
　アルツハイマー病の大半は脳の廃用性萎縮説 34

第5章　アルツ、パーキンみな兄弟
　アルツハイマー病とパーキンソン病に微妙なつながり 36
　斎藤教授の死をめぐるミステリー 36
　アルツハイマー病患者の扁桃体にレビー小体 37
　パーキンソン病患者にも老人斑や神経原繊維変化 38
　アミロイドとシヌクレインが互いに凝集促進 38
　塊のできかたもそっくり 38
　脳脊髄液に高濃度のアルファ・シヌクレイン 41

第6章　パーキンソン病の標準治療法は
　さまざまなパーキンソン病の治療 42
　校歌を歌いながら歩くと 42
　卓球（ピンポン）は世界大会もあります 44

第7章　アルツハイマー病は予防が大事

認知症予防には何よりも運動を 45
運動が認知症を防ぐ仕組みとは 47
極めて重要な睡眠の役割 47
そして脳を鍛える 49

第8章　パーキンソン病の未来は

進むパーキンソン病研究 50
シヌクレインの合成を抑制する核酸医薬品 50

第2部　シヌクレインの現在と未来　PNP-14の旅は続く

第1章　α-シヌクレインを取りまく病態

Ⅰ. シメクレインの発見以降 54
Ⅱ. シヌクレインの凝集をもたらす内因と外因 54
Ⅲ. パーキンソン病の遺伝子変異の意義 56
Ⅳ. 生活習慣因子 57
Ⅴ. α-シヌクレインの凝集と病態 58
Ⅵ. α-シヌクレイン集合体のプリオン的挙動 58
Ⅶ. α-シヌクレイン凝集の謎 59

第2章　パーキンソン病の治療の現状

Ⅰ. パーキンソン病治療の現状 60
Ⅱ. レボドパを中心とした現行の薬物療法 60
Ⅲ. パーキンソン病のリハビリテーションの現状と新局面 61
Ⅳ. フレイルの概念 62
Ⅴ. 脳のネットワーク論に基づくパーキンソン病のリハビリの実践 ... 63

第3章　パーキンソン病の新時代とα-シヌクレイン
　Ⅰ．パーキンソン病の新たな治療戦略を目指して 65
　Ⅱ．血液脳関門（BBB） 66
　Ⅲ．グリンパティック系（グリンパティック・システム）の障害と疾患 67
　Ⅳ．遺伝性脳小血管病（CADASIL） 68
　Ⅴ．パーキンソン病と睡眠障害の背景 69
　Ⅵ．パーキンソン病の新規診断技術 69

第4章　β-シヌクレインの役割
　Ⅰ．β-シヌクレイン（PNP-14）の運命 71
　Ⅱ．β-シヌクレイン（PNP-14）の役割 71

　参考論文 75
　あとがき 77

第1部

日本人発見の不思議タンパク

中谷のPNP-14物語
ベータ・シヌクレイン

第1章　脳にしかないタンパク質があった

◇がんの薬から認知症の薬探しへ

　中谷一泰さんは1939年1月、新潟市で生まれました。1958年、高校を卒業後、京都大学農学部に進みながら翌年に早稲田大学第一理工学部応用化学科に転学。それから東京工業大学理学部化学科大学院を経て昭和大学薬学部専任講師へ、という変わった経歴の持ち主です。理学博士となり、研究者を目ざします。

　中谷さんが大学院の博士課程に入った1965年、お父さんが進行胃がんと診断され、新潟大学医学部附属病院に入院しました。その時に担当医から「胃がんに効く薬は何もありませんよ」と言われ、「科学がこれだけ進歩しているのに薬がないなんて」と驚きました。お父さんは1年余りの闘病で亡くなりましたが、その体験が研究者として最初にがん研究を志す理由になりました。

　昭和大学薬学部は薬学や生化学など専門分野別に分かれていて、中谷さんが1968年、講師で着任したのは生化学教室でした。教室には研究に興味がある職員、大学院生、学部4年生約10人が集まりました。教授から運営を一任された中谷さんがまず挑戦したのは、がんの原因研究と特効薬探しでした。

◇米国ロックフェラー大学に中谷さんを招聘した
　花房教授との出会い

　1970年代～80年代にはがん研究が大きく進展しました。がんは遺伝子病であることが米国ロックフェラー大学の花房秀三郎教授やカリフォルニア大学のマイケル・ビショップ教授、ハロルド・ヴァーマス教授によって突き止められました。また、上海第二医科大学のゼンイ・ワン教授がレチノイン酸による急性白血病治療に成功、これを皮切りに次々とがんを治せる薬が登場してきました。

　レチノイン酸は、がん細胞を正常細胞に戻す分化誘導作用物質です。中谷さんチームは抗がん剤候補となる分化誘導作用物質を27種類も見つけています。

　がん研究が急速に進む一方で、アルツハイマー病やパーキンソン病など認知症を

起こす病気の原因は分からず、治療薬もありませんでした。中谷さんはがん研究で積んだ経験を生かして認知症研究をすべきだと考えました。

「がんと認知症の両方をやる研究者はほとんどいませんでしたけれどね」変わり者中谷さんの本領発揮、というところです。

【「死の病」「不治の病」のがんに対する考え方が変わった経緯】

1935年　「白血病の如きは全然治療の根本方針すら指示することを得ず」
（日本内科学会）

1976～77年　がんを作るがん遺伝子Srcの発見。がんは遺伝子の病であることが判明　　（ビショップ、ヴァーマス、花房）

1983年　がん細胞は正常細胞より、リン酸化反応が異常に強い
（中谷ら/Nakaya K et al, Cancer Re. 43：3778, 1983）

1985年　がん細胞に正常な細胞への分化を誘導する薬物が抗がん剤として適していることを発表　（中谷ら/Nakaya K et al, Biochem Int. 10：619, 1985）

1988年　白血病細胞に対して分化誘導作用のあるレチノイン酸による急性前骨髄球性白血病の治療の成功　　（Wang ZY et al, Blood 72：567, 1988）

◇脳にしかないタンパク質を探せ

　脳は「身体の最後の秘境」といわれるくらい他の組織とは違っていて、複雑で分からないと考えられていました。それなら脳にしかないタンパク質があるのではないだろうか。そのようなタンパク質こそ脳の働きに重要な役割を果たしており、それが異常になれば認知症の原因になり得るのではないか、と中谷さんは考えました。

　20年もがんの原因タンパク質を追っていた中谷さんチームはタンパク質の精製や分析技術に卓越していました。また、昭和大学には脳の構造や神経学の専門家がおり、脳神経学の研究環境は万全でした。小さなラットの脳からタンパク質を傷つけずに素早く取り出すなどの具体的な技術も学ぶことができました。

　チームはラットを材料に、脳にだけあって他の組織にはないタンパク質を探し始

めました。最初にその研究をする役になったのは大学院生の中条茂男さん（後年に横浜薬科大学教授）でした。

◇摂氏100度でも壊れないタンパク質

　中谷さんチームは研究費が決して潤沢ではありませんでした。そこで他の研究室が実験で使って死んだ十数匹のラットをもらい受けて実験に使い続けました。

　ラットの脳は骨に囲まれており、パッパッと特殊なハサミで素早く骨を切り、脳を取り出します。脳にはタンパク質を分解する強力な酵素があり、手間取ると脳のタンパク質はほとんど分解されてしまうからです。中谷さんチームはSDSポリアクリルアミド電気泳動法と呼ばれる電気的手法を使ってラットの脳にある、数百種類ものタンパク質を調べました。分子量、つまり重量の差を利用してタンパク質を分析します。素早く取り出したラットの脳を界面活性剤の液に入れ、電気をかけると、タンパク質は分子量の順に分離します。

　酸やアルカリを加える、凍らせる、摂氏30度、40度と温度を変えるなど条件をいろいろ変え、同じ条件にした肝臓細胞と見比べました。しかし、脳にあるタンパク質は肝臓にも見つかりました。

　1年近くも経つのに脳だけのタンパク質は見つかりませんでした。

　条件を変えるのにはいろんな研究論文を参考にしました。その1つに摂氏100度で沸騰させた論文がありました。高熱ではほとんどのタンパク質は壊れてしまいます。中条さんがそんな話を持ち出した時、中谷さんは「やってみたら」と答えました。正直なところそんな条件で何かが見つかるとは思っておらず、半ば諦め気分でした。

　中条さんたちはラットの脳と肝臓をかくはん機で壊し、その液を摂氏100度に煮沸し、冷却してから電気泳動法で分析しました。

　100種類ほどのタンパク質を示す帯が出た中に、肝臓の液には見えないのに脳の液にはうっすら見えた帯がありました。

　100度の加熱では普通はタンパク質は壊れてしまいます。報告を聞いた中谷さんは最初は壊れたタンパク質ではないか、熱のために変化したタンパク質ではないか、と思ったそうです。中条さんも同様で、チームも淡々とした雰囲気でした。

　中谷さんは中条さんに何度も確認させました。他にやることもなくなっていたこ

ともあって、中条さんたちは100度の加熱を何回も繰り返しました。その度に、謎のタンパク質が現れてきました。

「これが脳だけのタンパク質かもしれない」「きっとそうに違いない」と確信はどんどん高まってきました。そうなると次はそのタンパク質の特定です。

しかし、ラットの脳から取れるタンパク質はほんのわずかで、構造を突き止めるにはもっと多量の物質が必要でした。そこでラットの脳の300倍以上も大きい牛の脳を使うことにしました。牛の脳は品川にあった屠殺場にもらいに行きました。

牛の脳をラットと同じように加熱すると、ラットと同じようなタンパク質が見つかりました。そのタンパク質を分離、精製し、構造と機能を調べました。精製されたタンパク質は普通では考えられない不思議なタンパク質でした。

100度に煮沸すると立体構造は崩れますが、温度を下げると構造が元に戻るのですから。

◇PNP-14と命名

このタンパク質はヒトの脳にもありました。それは医学部の研究者から入手したほんのわずかなヒトの脳で確認できました。

中谷さんチームの論文が載ったのは1990年6月のJournal of Neurochemistry『神経化学ジャーナル』誌です。

ラット、牛、ヒトにあり、牛から分離精製したタンパク質を「神経細胞に特異的に存在するリン酸化されているタンパク質」という意味の「PNP-14」と命名しました。英語のPhosphoneuroprotein14の略で、PhosphoのP、neuroのN、proteinのP、そして数字の14は分子量が約1.4万の意味です。PNP-14は神経細胞同士が連絡する重要な場所にありました。

◇シナプスに存在するタンパク質

隣り合う神経細胞の間はシナプスと呼ばれています。前の神経細胞の先端がシナプス前細胞、後の神経細胞の先端がシナプス後細胞です。その間を情報が伝わります。ヒトの脳には約1000億個の神経細胞があり、それぞれが1000個から1万個のシナプスを持つといわれています。想像を絶する数、複雑さです。

Purification and Characterization of a Novel Brain-Specific 14-kDa Protein

Shigeo Nakajo, Kumiko Omata, Toshihiro Aiuchi, Toshiko Shibayama, Ikuko Okahashi, *Hidehiko Ochiai, *Yasumitsu Nakai, Kazuyasu Nakaya, and Yasuharu Nakamura

*Laboratory of Biological Chemistry, School of Pharmaceutical Sciences; and *Department of Anatomy, School of Medicine, Showa University, Tokyo, Japan*

Abstract: A new acidic protein specifically present in the brain was purified to homogeneity from bovine brain. The apparent molecular mass was estimated to be 14 kDa by sodium dodecyl sulfate-polyacrylamide gel electrophoresis, and 57 kDa by gel filtration, a finding suggesting that it exists as a tetramer under physiological conditions. The protein had a high content of Glu and Pro, and its pI was 4.3. The first six amino human, and bovine, but could not be detected in 10 other rat tissues examined. The protein was absent in Purkinje cell

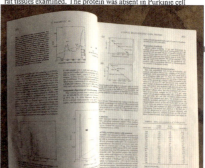

『神経化学ジャーナル』に掲載された中谷さんチームの論文
Purification and Characterization of a Novel Brain-Specific 14-kDa Protein
Journal of Neurochemistry
Raven Press, Ltd., New York ©1990 International Society for Neurochemistry

A new brain-specific 14-kDa protein is a phosphoprotein
Its complete amino acid sequence and evidence for phosphorylation

Shigeo NAKAJO, Kazuhiko TSUKADA, Kumiko OMATA, Yasuharu NAKAMURA and Kazuyasu NAKAYA
Laboratory of Biological Chemistry, School of Pharmaceutical Sciences, Showa University, Tokyo, Japan

(Received July 23/September 6, 1993) – EJB 93 1109/1

We previously reported a new brain-specific protein with a molecular mass of 14 kDa, specifically present in synapses around neurons but not in glial cells [Nakajo, S., Omata, K., Aiuchi, T., Shibayama, T., Okahashi, I., Ochiai, H., Nakai, Y., Nakaya, K. & Nakamura, Y. (1990) *J. Neurochem.* 55, 2031 – 2038]. In the present study, we determined the primary structure of this protein, found that it is phosphorylated *in vitro* and *in vivo*, and designated it phosphoneuroprotein 14 (PNP 14). The protein is a single polypeptide with 134 amino acid residues (molecular mass = 14122Da), and it contains a hydrophobic region at the center of the molecule. The carboxy-terminal region has all seven proline residues, and is rich in glutamic acid, which contribute to the acidic property of the protein. The amino-terminal region possesses four unique repetitive motifs, Glu(Ser)-Lys-Thr-Lys-Glu(Gln)-Gly(Gln)-Val(Ala). When a cytosolic fraction prepared from rat cerebral cortex was incubated with [γ-32P]ATP, 32P was incorporated into PNP 14. Phosphorylated PNP 14 was immunoprecipitated from rat brain synaptosomes labeled metabolically with [32P]orthophosphate. Injection of [32P]orthophosphate into the third ventricle of rat brain resulted in incorporation of radioactive phosphate into PNP 14. We have also found that Ca2+, calmodulin-dependent protein kinase II phosphorylates serine residue(s) of PNP 14 *in vitro*. The results suggest that PNP 14 may be important to neuronal cells, but not to glial cells, and that its physiological functions may be controlled by the phosphorylation reaction.

中谷さんチームの論文『熱に強いタンパク（PNP-14）の発見』
A new brain-specific 14-kDa protein is a phosphoprotein
Its complete amino acid sequence and evidence for phosphorylation
Eur. J. Biochem. 217, 1057-1063 (1993) ©FEBS 1993

第 1 章　脳にしかないタンパク質があった

　PNP-14 は神経細胞のシナプス前細胞の軸索の終末と後細胞の軸索の終末にだけ存在するタンパク質でした。シナプス特有のうえ、情報を伝達するタンパク質に特徴的なリン酸が結合していることから、中谷さんは、PNP-14 は脳の情報伝達に重要な役割をしているタンパク質に違いない、と確信しました。

　それにしても、です。タンパク質の液を沸騰させるとは。脳の病気にくわしい徳洲会 鎌ケ谷総合病院 千葉神経難病医療センター長の湯浅龍彦医師によれば「非常識な手法」「田中さんみたいな話」です。タンパク質の質量分析法で 2002 年のノーベル化学賞を受けた島津製作所の田中耕一さんは間違った試料を混ぜたことが発見につながりました。「神様が降りてきたとしか思えないなあ」というのが湯浅さんの感想です。

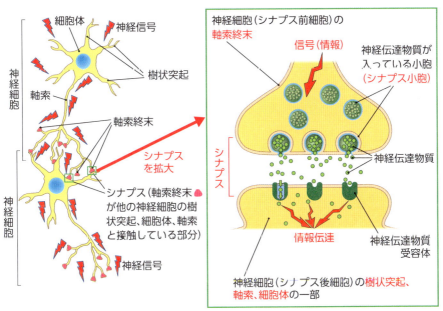

神経細胞は他の神経細胞と驚異的な数のシナプスを通じて互いに連結して情報を伝達している

第2章 シヌクレイン脚光を浴びる

◇中谷さんの発見の4年後に
アルファ・シヌクレインも見つかる

　中谷さんチームが発見したこの不思議タンパク質PNP-14は、持っている運命も不思議でした。

　中谷さんチームがPNP-14の論文を発表した4年後の1994年、英国のMRC分子生物学研究所のマイケル・ゲダート博士チームがヒトの脳から2種類のタンパク質を分離、精製するのに成功しました。1つはPNP-14、そしてもう1つは、よく似た構造のシヌクレインです。

　シヌクレインは実は6年も前の1988年、米国スタンフォード大学のR・シェラー博士らがゴマフシビレエイの脳にあるタンパク質として存在を予測していた物質でした。ゴマフシビレエイは太平洋の沿岸に生息するエイで体盤は黒い斑紋で覆われています。左右に大きな発電器官があり、防御のために放電します。シェラー博士らはタンパク質の分離・精製はできていませんでしたが、核酸配列からアミノ酸配列を導き出したのです。そして、このタンパク質がシナプス（synapse）と核（nucleus）にあるとして「シナプスと核に存在するタンパク質」を意味する「シヌクレイン」（synuclein）と命名していました。その後の研究から、シヌクレインはシナプスにあり、核にはほとんどないことが分かってきました。本当は不適切な命名だったわけです。

　ゲダート博士らは両者の構造がよく似ているとしてシヌクレインをアルファ・シヌクレイン、PNP-14をベータ・シヌクレインと改めて命名しました。同類の物質がいくつも見つかった場合、普通は見つかった順にアルファ、ベータ、と名付けます。ゲダート博士たちが精製したものを強調したい気持ちからシヌクレインをアルファとしたのかもしれません。

　アルファ・シヌクレインは140個のアミノ酸のつながったタンパク質、PNP-14は134個のアミノ酸のタンパク質で、アミノ酸の6割は共通でした。両方とも、分子が4個ずつ集まった4量体という形で、神経細胞間の接合部であるシナプス前細

胞の軸索部終末に存在しています。その状態もよく似ており、おそらくは同じような役割のタンパク質と考えたのでしょう。

◇中谷さんチームの加熱法を借用

　注目すべきなのはゲダート博士らが分離・精製した方法です。それは中谷さんチームが使った特殊な方法と同じでした。中谷さんチームはタンパク質を4分間加熱して摂氏100度にし、氷で冷やしたのですが、ゲダート博士らは10分間加熱して摂氏100度にし、やはり氷で冷やしたのです。熱に強いタンパク質という点も共通でした。

　組織からタンパク質を抽出する場合の温度は通常は摂氏0度から4度です。「摂氏100度に加熱して分離する」という非常識な方法がなければ、ヒトの脳からアルファ・シヌクレインはおそらく長いこと見つからなかったと思われます。ゲダート博士らの論文には中谷さんチームの方法を使ったことへの断りはありませんでしたが、中谷さんチームの論文4報が引用文献として記載されていました。

　「同じようなタンパク質がまだあったとは…」と、中谷さんは驚きました。「苦労の末にやっと1つ見つけたタンパク質だけに有頂天になり、まさかもう1つあるとは思いませんでした。追試するとたしかにアルファ・シヌクレインもありました。シヌクレインのその後の展開を考えると本当に残念です」と、中谷さん。

シヌクレインを脳から精製する方法は日本人が開発

〈中谷さん達が使った方法〉

中性（pH7）のイミダゾール緩衝液中で、ラット、牛、ヒトの脳をホモジェナイザーを使用して破壊して懸濁液を作成

100度で4分間煮沸後、氷で冷却

陰イオン交換樹脂、ゲルろ過、高速液体クロマトグラフィーでタンパク質を精製

〈ゲダート教授達が使った方法〉

中性（pH7）のイミダゾール緩衝液中で、ヒトの脳をホモジェナイザーを使用して破壊して懸濁液を作成

100度で10分間煮沸後、氷で冷却

陰イオン交換樹脂、高速液体クロマトグラフィーでタンパク質を精製

ゲダート博士が属するMRC分子生物学研究所は英国政府の医学研究局（MRC）がケンブリッジ市に創設した医学・生物学の基礎的な研究所です。DNAのらせん構造を発見したジェームズ・ワトソン、フランシス・クリック博士を始め多くのノーベル賞受賞者を出しています。学問の世界ではどうしても欧米グループ、著名な研究所が強いので、シヌクレインという呼び方が次第に定着していきました。
　中谷さんは、自分達が発見したベータ・シヌクレインのアミノ酸配列がアルファ・シヌクレインのアミノ酸配列と書かれている論文が発表されたのを見て、このような大混乱を解決するには自分達が発見したPNP-14をベータ・シヌクレインと呼ぶしかないと決断しました。

◇シヌクレインは熱に強いシャペロン（介添え役）

　中谷さんチームが見つけたベータ・シヌクレインは熱に強く、摂氏100度でも固まらない性質を持っています。同様の方法で見つかったアルファ・シヌクレインも熱に強いシャペロンです。
　タンパク質はアミノ酸がひも状につながった形をしています。ひも状のタンパク質は固有の立体構造に折りたたまれて機能を獲得します。
　生体内のタンパク質は一般に熱に弱いのですが、特別に熱に強いタンパク質はシャペロンと呼ばれます。シャペロンは他のタンパク質の形状を維持し、働きを助ける介添え役をしている可能性が高いと考えられています。

◇アルファ・シヌクレインとパーキンソン病

　神経細胞にあるものの、役割がよく分からなかったシヌクレインが突然の脚光を浴びたのは1996年の末でした。米国国立研究所（NIH）のミハエル・ポリメロポウロス博士らが、米国の家族性パーキンソン病家系の人にアルファ・シヌクレインの構造異常があり、それがパーキンソン病の原因の1つだと突き止めたのです。著名な科学誌『サイエンス』での論文発表は1997年6月でしたが、それに先立つ口頭での発表があり、世界中の研究者の間で年末年始の大きな話題になりました。
　パーキンソン病は英国のジェームズ・パーキンソン医師が初めて報告しました。手のふるえなどから始まる運動障害の病気です。運動機能を受け持つ中脳の黒質に

第 2 章　シヌクレイン脚光を浴びる

　タンパク質の塊であるレビー小体ができて神経細胞が死に、黒質が分泌する神経伝達物質ドーパミンが不足し、そのために身体を動かす能力が徐々に失われていきます。

　パーキンソン病患者の脳幹に細胞の塊があるのを見つけたのは、ドイツの病理学者フレデリック・レビー医師でした。後年、この医師の名前をつけて呼ばれるようになったレビー小体は1950年代からパーキンソン病の診断に欠かせないとされていました。

　アルファ・シヌクレインは140個のアミノ酸からできています。30番目のアミノ酸はアラニン（A）ですが、パーキンソン病家系ではこれがプロリン（P）に変わっていました。するとアルファ・シヌクレインの立体構造が変わり、凝集しやすい構造に変化します。たった1個のアミノ酸が変わるだけで構造も変わり、黒質の中で凝集して塊を作り、細胞を殺してパーキンソン病を起こしたのです（p.15参照）。

◇1998年1月、コールド・スプリング・ハーバー研究所の会に招待される

　シヌクレインは予想以上に重要なタンパク質でした。ポリメロポウロス博士らの論文が出て半年後の1998年1月、パーキンソン病研究の能率的な研究の進め方を討議するとの名目で専門家だけの小規模な研究会が、米国ニューヨーク州にある著名な生物・医学系の研究機関コールド・スプリング・ハーバー研究所で開かれました。2つのシヌクレインの発見者である英国のゲダート博士と中谷さんが招待されました。そして主催の米国からは米国神経化学会のジョン・トロヤノスキー会長、会長のお弟子さんでもあり、後継の会長になるペンシルベニア大学のバージニア・リー教授、そしてポリメロポウロス博士ら10人ほどが参加しました。いずれも神経科学の研究者のようでした。

　ポリメロポウロス博士に続いて中谷さんが指名されました。中谷さんはベータ・シヌクレインの発見時の詳細や精製法などについて詳しく報告しました。

　当時、中谷さんは重要性を見極め、迅速に研究を進めるためにこうした会議を開ける米国をすごいと驚きました。短い滞在でしたが、旅費も十分でした。しかし、振り返って考えると、米国の研究者が中谷さんとゲダート博士の2人からできるだけ具体的な内容を聞き出すことだけが目的の偏った研究会のようでした。

最後にゲダート博士は2つのシヌクレインを決まりきった方法で精製したように簡単に説明しました。中谷さんを意識してか、ベータ・シヌクレインは中谷さんたちが最初に精製したことも言及しました。

　会の途中で中谷さんはリー教授に呼ばれて別室に行き、シヌクレインの精製法などを詳しく聞かれました。直径何センチのカラムを使ったとか、樹脂はどこの会社から買ったとか、液体の流速など細部にわたりました。中谷さんは電子顕微鏡写真を見せてベータ・シヌクレインが脳のどこに存在しているか、使った抗体の作り方なども説明しました。

　この研究会ではパーキンソン病研究をどう進めていくべきかが議論されました。ゲダート博士は中谷さんチームの方法を用いてアルファ・シヌクレインを発見したのですが、謙虚な中谷さんはそれを聞きながらも、そうした指摘はしませんでした。

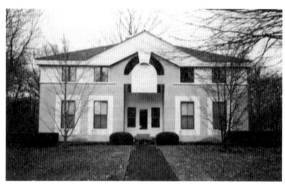

コールド・スプリング・ハーバー研究所

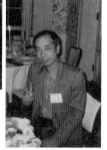

同研究所の研究会で発表をした中谷さん

◇レビー小体にはアルファ・シヌクレインだけが存在

　ヒトの脳のレビー小体はアルファ・シヌクレインと関係がありそうです。研究会ではその確認が重視されました。トロヤノスキー会長は中谷さんにもぜひ調べるようにとヒトの脳組織を、東京大学薬学部教授になる岩坪威(たけし)さんに託して、すぐに届けてくれました。中谷さんチームは当初、ヒトの脳のレビー小体には2つのシヌクレインがあるはずと考えていました。しかし、何度も調べましたが、レビー小体の

第2章　シヌクレイン脚光を浴びる

【PNP-14（ベータ・シヌクレイン）の発見の歴史】

1988年　シビレエイとラットの脳中に現在のアルファ・シヌクレインの相補的DNAの発見　　　　　　　　　　　　　　　　　　　　　　（マロトーら）

1990年　PNP-14（ベータ・シヌクレイン）の発見と精製　　　　（中谷ら）

1994年　中谷さんチームが開発した方法を使用してのアルファ・シヌクレインの精製　　　　　　　　　　　　　　　　　　　　　　　　（ゲダートら）

1997年　アルファ・シヌクレインの異常が家族性パーキンソン病の原因であることが判明　　　　　　　　　　　　　　　　　　（ポリメロポウロスら）

1998年　コールド・スプリング・ハーバー研究所での会議に、中谷、ゲダート、トロヤノスキー、リーらが参加

1997〜98年　パーキンソン病患者の脳中の凝集物レビー小体の主成分がアルファ・シヌクレインであることの発見
　　　　　　　　　　　（中谷、岩坪、ゲダート、トロヤノスキー、リー、ポリメロポウロスら）

2002年　アルツハイマー病の原因は、アミロイドベータが凝集を開始するためであることの発見　　　　　　　　　　　　　　　（Hardy J, Selkoe DJ）

2021年　PNP-14（ベータ・シヌクレイン）はアルファ・シヌクレインによるシナプス伝達障害を改善することの発見　　　　　　　（Ninkina N et al）

主成分はアルファ・シヌクレインであり、ベータ・シヌクレインは含まれていませんでした。「これには驚き、何か間違って実験したのではないかと思いました。しかし、何回実験をやってもそれが正しいことを確認しました」。

　レビー小体がアルファ・シヌクレインだけだったのは中谷さんチームにとって残念だったに違いありません。最近の脳科学専門書には、アルファ・シヌクレインがパーキンソン病の原因として詳しく解説されています。

　「中谷さんらの方法がなければ英国チームはシヌクレインに到達できなかったと思うので中谷さんらの業績はすごいですよ。ノーベル賞級です」と、湯浅龍彦医師は高く評価しています。後述のようにベータ・シヌクレインの役割は研究が進むにつれてどんどん大きくなっています。

◇ベータ・シヌクレイン（PNP-14）はパーキンソン病の防止役

中谷さんたちが見つけたベータ・シヌクレイン（PNP-14）はアルファ・シヌクレインより6個少ない134個のアミノ酸からできており、2つの配列の6割は共通です。

実はベータ・シヌクレインは誰もが想像できないほどの大きな役割を持つタンパク質でした。それは、なんとアルファ・シヌクレインの凝集を防ぎ、パーキンソン病の発症を防ぐことだったのです。2001年、日本人研究者の橋本款さん（現・東京都医学総合研究所のパーキンソン病研究室プロジェクトリーダー）ら、米国カリフォルニア大学サンディエゴ校グループが明らかにしました。

橋本さんらは2種類のシヌクレインタンパク質を混ぜたり、マウスの体内に作らせて、ベータ・シヌクレインがあることによってアルファ・シヌクレインが凝集しないことを証明しました。

つまり、ベータ・シヌクレインがシナプス内に一緒にあると、アルファ・シヌクレインの凝集は起こらず、パーキンソン病は発症しないのです。ところがポリメロポウロス博士らが最初に指摘した家族性パーキンソン病の家系のように、アミノ酸に異常がある例外的なアルファ・シヌクレインの場合は、たとえベータ・シヌクレインがあっても凝集してしまいます。

◇アルファの異常が次々に

ポリメロポウロス博士が発見した家族性パーキンソン病の家系は、30番目のアミノ酸のアラニン（A）がプロリン（P）に変わったA30P家系でしたが、実はアミノ酸異常はこの1つだけではありませんでした。多くの研究者がパーキンソン病家族のアルファ・シヌクレインを調べると、ポツリポツリと見つかりました。パーキンソン病家族でこれまで見つかったのは次のような異常です。

18番目のアラニン（A）がトレオニン（T）に変わった家族（A18T）
29番目のアラニン（A）がセリン（S）に変わった家族（A29S）
46番目のグルタミン酸（E）がリジン（K）に変わった家族（E46K）
50番目のヒスチジン（H）がグルタミン（Q）に変わった家族（H50Q）

51番目のグリシン（G）がアスパラギン酸（D）に変わった家族（G51D）
53番目のアラニン（A）がトレオニン（T）に変わった家族（A53T）
ベータ・シヌクレインが正常であっても、これらの異常があると、アルファ・シヌクレインが凝集して神経細胞死を招き、家族性パーキンソン病になります。

★ 2種類のシヌクレインのアミノ酸配列の類似点と相違点

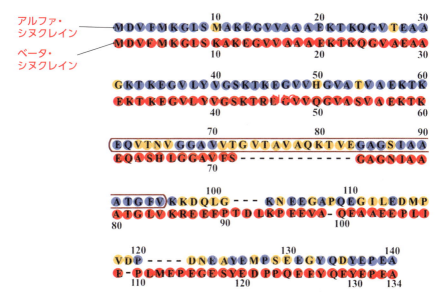

アルファ・シヌクレインのアミノ酸配列で、ベータ・シヌクレインのアミノ酸残基（●）と同じアミノ酸残基を（●）、異なるアミノ酸残基を（●）で表示。アルファ・シヌクレインの61〜95番目 ⬚ は、アルツハイマー病患者の脳中のアミロイドの塊中に存在するNAC（non-amyloid beta component）というペプチド。点線の表示（---）は、アルファとベータのシヌクレインを比較しやすくするために用いた。本来、その前後のアミノ酸は連結している。両シヌクレインの構造は1番から60番目位までは似ているが、それ以後は非常に異なっている

◇アミノ酸記号　（シヌクレインのアミノ酸）

　M メチオニン　　D アスパラギン酸　　V バリン
　F フェニルアラニン　　K リジン　　G グリシン　　L ロイシン
　S セリン　　A アラニン　　E グルタミン酸　　T トレオニン
　Q グルタミン　　Y チロシン　　H ヒスチジン　　P プロリン
　N アスパラギン　　I イソロイシン　　R アルギニン

なお、別の資料によると、A53E、T72M、E83Qも同様の異常です。

◇ベータ・シヌクレインの異常でも発症

それだけではありませんでした。ベータ・シヌクレインにアミノ酸異常があると、アルファ・シヌクレインの凝集を防ぐという本来の機能が失われ、パーキンソン病になることが分かりました。新潟大学大学院の大竹弘哲博士ら日米の研究チームが2004年に報告しています。どちらのシヌクレインのアミノ酸異常もパーキンソン病の原因になるのですから不思議ですし、驚きます。

大竹さんらによると家族性パーキンソン病の家系は、ベータ・シヌクレインの70番目のバリン（V）がメチオニン（M）に変わった日本人家族（V70M）と同じく、123番目のプロリン（P）がヒスチジン（H）に変わっていた米国人家族（P123H）でした。

東京都医学総合研究所の橋本款さんらは実験でそのことを確認しました。プロリンがヒスチジンに変わるように改変した遺伝子をマウスの受精卵に入れ、アミノ酸が1個だけ異常のベータ・シヌクレインを持つマウスを作ると、記憶障害が運動障害より強く発症することを2010年に報告しています。パーキンソン病の治療や予防にベータ・シヌクレインが非常に重要であることを示しています。

◇シナプスに存在するタンパク質

2つのシヌクレインはいずれもシナプスにあります。

神経細胞は周囲に多くの突起を出しています。木の枝のようだというので樹状突起と呼ばれます。そのうちの1本だけは神経の情報を遠くに伝えるために特別に長く、特殊化した構造になっていて軸索と呼ばれます。軸索の長さは神経の種類で違いますが、ヒトで最も長い軸索は運動神経の細胞で、脊髄から足まで1メートルもあるといわれています。キリンには首先から足元までなんと4.5メートルもの軸索を持つ神経細胞があるそうです。

1本だけだった軸索は先端部分で多数に枝分かれしていきます。神経細胞（シナプス前細胞）は軸索の終末で他の神経細胞（シナプス後細胞）の軸索や樹状突起、細胞本体の表面で連結して情報を伝えています。

第2章　シヌクレイン脚光を浴びる

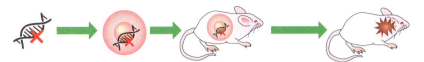

その連絡部分が接合部のシナプスです。数万分の1ミリメートル（0.00002ミリメートル）といわれるその隙間を神経伝達物質が伝わることによって神経細胞同士が連絡をしているのです。神経伝達物質はシナプス前細胞で作られるアミノ酸や、アミノ酸が連なったペプチド類などで、前細胞のシナプス小胞に蓄えられています。

　情報が電気信号でシナプス前細胞に届くと、シナプス小胞から神経伝達物質がシナプスの間隙に放出され、シナプス後細胞の表面にある受容体で受け止められます。その結果、電気信号に変換されて情報が伝わります。

　アルファ・シヌクレインはシナプス小胞の合成や、神経伝達物質の流入、放出に関与しています。何かの加減でアルファ・シヌクレインが過剰になることがあります。そうすると伝達できなくなってしまいます。ベータ・シヌクレインはそれを改善する働きがあります。ベータ・シヌクレインはすごい、と驚いてしまいます。

　神経伝達物質は60種類以上あるといわれます。代表的な神経伝達物質をあげてみましょう。

セロトニン：ドーパミン、ノルアドレナリンを制御し、精神を安定させます。
ドーパミン：快く感じる神経系を活性化します。
ノルアドレナリン：激しい感情やストレスを感じた時に放出されます。
グルタミン酸：精神の興奮を伝え、記憶や学習機能を調節します。
GABA(ガンマ・アミノ酪酸)：ストレスを和らげ精神の興奮を抑え安定させます。
オレキシン：睡眠と覚醒を調節し、覚醒の維持・安定化に重要です。
ヒスタミン：覚醒や学習記憶、食欲調節などに関与しています。
アセチルコリン：筋肉の収縮や体液分泌に関連し、ドーパミンと拮抗します。脳内で減少するとアルツハイマー病、相対的に増えるとパーキンソン病を招きます。

第3章　パーキンソン病は全身病だった

◇初めて書いたパーキンソン病の解説

　パーキンソン病は高齢者に多く、かなり広く知られている病気です。朝日新聞の医療担当記者だった私（田辺）も何度か記事を書きました。

　その最初が 1976 年 9 月、大阪本社学芸部にいた時です。亡くなった中国の毛沢東主席がパーキンソン病だったことから家庭面に解説を書くよう求められたのです。「パーキンソン病とは」のカットで、「老人病の一種」「神経伝達部が退化」「症状は手のふるえ」の 3 本見出しで 50 行余りの記事でした。

　それによると、パーキンソン病は脳の中心に近い脳幹部にある、全身への神経の伝達をつかさどる部分が何らかの原因で退化し、機能低下が起こる病気です。典型的な症状として「小きざみな手のふるえがある。そのサイクルが極めて短い。言葉や歩行が、トトッ、トトトッと、とぎれたり続いたりする。歩き方はアヒルのようで、背中を押したりすると、思うように止まれない、というように手足の自由がきかなくなる。重症になると、全身の筋肉がこわばって硬直化する」と書いています。

◇パーキンソン病の 4 大症状とは

　典型的な症状は 4 大症状と呼ばれて、これらは今でもパーキンソン病の診断基準になっています。

振戦（しんせん）：手足のふるえ、静止時に最も顕著な両手やあごのふるえ（小きざみな手のふるえ）

運動緩徐（かんじょ）：動作が緩慢に、運動がゆっくりになる（言葉や歩行が途切れたり続いたりする）

無動：随意運動の開始ができなくなる、両肩を引くと倒れる、バランスがとれない（手足の自由がきかなくなる）

筋固縮：筋肉の硬直、筋緊張が高まる（全身の筋肉がこわばる）

◇中脳の黒質でドーパミン生産不足

「全身への神経の伝達をつかさどる部分」とは脳幹にある中脳の黒質のことでした。

脳は大きく３つの部分、大脳、小脳、脳幹に分けられます。脳の大部分、85％を占めているのが大脳です。小脳は大脳の後方下部にある楕円形の組織、脳幹は中央部で大脳を支え、下部に伸びて脊髄へとつながっている部分です。

脳幹の一番上が視覚や聴覚、運動などを調節している中脳です。黒質は中脳の黒く見える部分で、神経伝達物質のドーパミンを分泌しています。ドーパミンは身体の動きを調節するほか、感情、意欲、思考、記憶、学習など心の機能にも関与しています。お酒を飲むと快く感じるのはドーパミンが活性化するためといわれます。

黒質はドーパミンを作る時に黒いメラニン色素を出すので黒く見えます。パーキンソン病の治療薬として有名なＬ・ドーパ（レボドパ）はドーパミンの前駆体です。黒質の神経細胞はこれを原料にしてドーパミンを作っています。

前述の記事には「何らかの原因で退化」とありますが、その後は「パーキンソン病は、脳の黒質の細胞が死に、ドーパミンが不足して起こる病気」と書く記事が多かったと思います。つまり、黒質細胞シナプスのアルファ・シヌクレインが凝集したレビー小体によって黒質細胞が次々に死に、その結果、作られるドーパミン量が不足し、身体を動かす能力が損なわれて「典型的な症状」が現れる病気、というわけです。

◇パーキンソン病の始まりは腸や末梢の神経細胞から

ジェームズ・パーキンソン医師が初めてパーキンソン病を報告したのは今から200年以上も前の1817年でした。運動障害を特徴とする病気です。一般にはあまり知られていませんが、パーキンソン病は運動障害だけの病気でなく、実は全身病であることが分かってきました。

患者は運動障害の前から排尿や血圧、認知などに関連した症状を起こしています。実はパーキンソン医師自身も患者に便秘や低汗症などの症状があることに気づいていたといわれます。

パーキンソン病の原因となるレビー小体は脳に限らず全身にあり、しかも、身体部分のほうが脳よりずっと早くからあったのです。それを最初に報告したのも日本

第3章　パーキンソン病は全身病だった

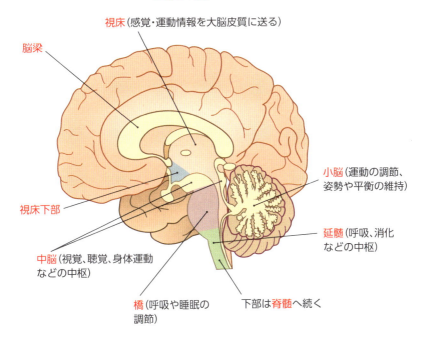

の研究者でした。1989年、新潟大学大学院の若林孝一さん（後に脳研究所助教授を経て弘前大学教授）らは、パーキンソン病患者の腸の周囲の神経細胞が集まっている部分に塊があることを報告しています。それがレビー小体だったのです。

　パーキンソン病の始まりは腹部や血管周囲の末梢神経細胞のシナプスにあるタンパク質アルファ・シヌクレインからです。何らかの原因で、そのアルファ・シヌクレインが凝集しやすい構造に変化し、繊維状になり、レビー小体という塊を作ります。本当は同じシナプスにあるベータ・シヌクレインが凝集を抑止しているはずなのですが、「未知の特別な何か」がきっかけで、ベータの抑止力が働かなくなり、アルファの凝集を許してしまうのです。

　末梢神経細胞が死ぬことにより、それらの細胞が担っていた役割が失われ、排便、排尿、血圧調節などの障害症状が出てきます。本当はこれらがパーキンソン病のご

く初期の症状だったのです。

　アミノ酸異常による家族性パーキンソン病は1％とか2％程度に過ぎません。大半のパーキンソン病の始まりの原因は実は全く分かっていないのです。「未知の特別な何か」、その原因が分かればそれを抑える薬なども期待できます。

◇腹部から脳へとアルファ・シヌクレインの長い旅

　これも最近の研究で分かってきたことですが、立体構造が変化した異常アルファ・シヌクレインには隣の神経細胞へ移動できるというやっかいで不思議な性質があります。後述のプリオン病のようなタンパクの伝播です（p.37 参照）。

　レビー小体ができた神経細胞はいずれ死んでしまいます。しかし、原因となったアルファ・シヌクレインはその神経細胞を逃げ出して隣の神経細胞へと移ります。軸索ではなく、神経細胞から一度外に出てから細胞膜からも次の神経細胞に入り込みます。異常アルファ・シヌクレインは移り込んだ神経細胞のアルファ・シヌクレインを凝集させ、レビー小体を作ります。

　このようにアルファ・シヌクレインの異常は次々に伝播していきます。腹部から脳までの長い旅をするといわれています。腹部のアルファ・シヌクレインは細胞間でバトン・リレーをするだけでなく、実際に別の臓器まで移動していることが確認されているそうです。

　脳からの指令を伝える末梢神経は当然ながら脳につながっています。異常アルファ・シヌクレインは脳幹部の延髄、橋、中脳へと進みます。中脳上部にある黒質が終点ではなく、さらには大脳皮質にまでも到達します。

◇パーキンソン病の多彩な症状とは

　初期は腹部周囲の神経細胞が死ぬことで、便秘になったり、尿失禁、頻尿、残尿などの排尿障害が出たりします。また血管周囲の末梢神経細胞が死ぬと血圧の調整機能に障害が出て、起立性低血圧、いわゆる立ちくらみが起こります。ただし、これらは他の病気でも起こる症状ですからパーキンソン病と気づかれないことがほとんどです。

　中脳下部の延髄、橋などの神経細胞は、意思とは無関係に体温、血圧、心拍数な

第3章　パーキンソン病は全身病だった

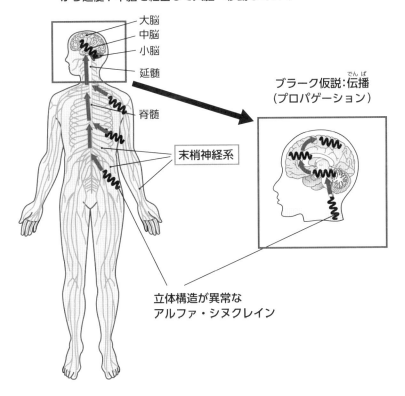

どを制御する指令を出すほか、感情のコントロールにも関与しています。血圧などの変動による睡眠障害やうつ状態を招きます。

　中脳上部の黒質に達して初めて運動障害が現れ、パーキンソン病と診断されます。じっとしているのに片方の手足がふるえ、歩きにくくなり、身体がこわばったりもしてきます。既述の典型的な4大症状です。

　さらに進行して、大脳表面の大脳皮質にいくつものレビー小体ができると、運動障害に加えて認知症や幻覚症状などの知的機能障害が出てきます。以前は認知症が合併したケースと考えられましたが、実はパーキンソン病が進行したわけです。

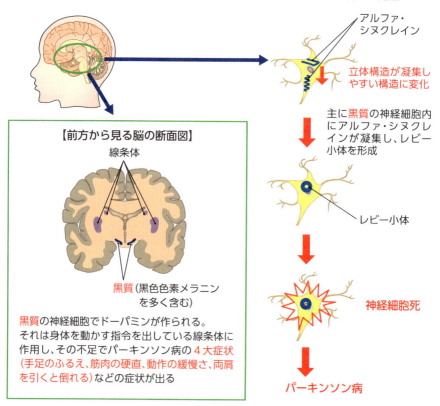

◇レビー小体型認知症とは

　パーキンソン病ではレビー小体がまず黒質にできますが、最初から大脳皮質に多くできる病気があります。レビー小体型認知症です。大脳皮質の神経細胞がどんどん死んでいくと、記憶や認識の機能が衰えます。進行するとレビー小体は脳全体に広がります。

　レビー小体型認知症は1976年、小阪憲司医師（精神科医、後に横浜市立大学名

第3章　パーキンソン病は全身病だった

パーキンソン病の発症機構

腸や血管周囲の末梢の神経細胞内でアルファ・シヌクレインの立体構造が変化して凝集しやすくなるのがパーキンソン病の発症のきっかけ

★最初に末梢神経細胞でアルファ・シヌクレインの立体構造が変化

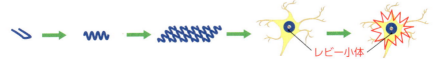

★立体構造が変化したアルファ・シヌクレインは神経細胞間を移動

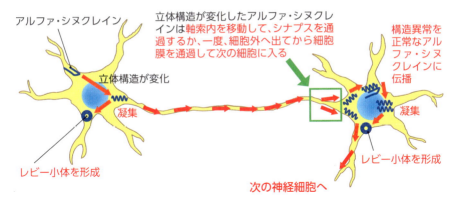

誉教授)が、大脳皮質にレビー小体があり、認知症とパーキンソン症状を示す症例報告をしたのが最初です。1995年の国際会議で正式な名称になりました。

　大脳皮質は記憶や認識に関与しており、神経細胞が死ぬことによってこれらの機能は衰えます。記憶に関する側頭葉と情報処理に関する後頭葉の機能です。レビー小体型認知症では、記憶障害、時間や自分の居場所が分からなくなるといった知的機能の障害が早い時期から現れます。認知機能障害は注意力の低下、記憶障害、会話理解力の低下など個人差やむらがあります。また、見えるはずのないものが見え

たりする幻視も特徴で、被害妄想やうつ症状も現れることがあります。知的機能の障害の後にパーキンソン病のような筋肉の硬直や動作緩慢などの運動機能障害が起こります。

　現在は知的障害の後に運動障害が現れたらレビー小体型認知症、運動障害の後に知的障害が現れたらパーキンソン病と診断されています。パーキンソン病もその後は認知症を伴うパーキンソン病、そしてレビー小体型認知症へと進むケースが多いのです。レビー小体が最初に脳のどの場所に現れるかの違いなので、「レビー小体病」にまとめられる可能性があります。

第4章　いろいろあります認知症

◇認知症で一番多いのはアルツハイマー病

　認知症は自分の居場所が分からなくなったり、ちょっと前に食事したことも忘れてしまうような、日常生活に支障が出るようになった状態です。そうなると家族や周囲の人に次々と迷惑をかけてしまいます。

　認知症は病名でなく症状のことです。いくつもの病気で発症、どんな病気が原因になっているかは国や調査・分類法、調査年などで多少の違いがあります。

　日本人の原因の説明に広く使われているのは2012年の厚生労働省研究班の調査です（図1）。

　認知症は高齢者に多いのですが、65歳未満の若年性認知症に限ると次のようになっています。厚生労働省の2009年度調査です（図2）。

　高齢者の認知症患者数は約460万人に対し、若年性認知症は約4万人でした。したがって日本人全体ではアルツハイマー病が圧倒的に多くなります。パーキンソン病が進むと認知症にもなりますが、以上の調査では「その他」に含まれています。

　海外ではたとえば英国の2007年の調査では次のようになっています（図3）。

　日英ではさほど大きな違いはないといえます。

◇アルツハイマー病の原因は

　認知症の原因病で最も多く、日本でも海外でも6割から7割を占めているといわれているのがアルツハイマー病です。

　1906年、ドイツの精神科医アロイス・アルツハイマー博士は重い記憶障害や言語障害で亡くなった50代女性の脳を調べると、奇妙なシミのような斑点がたくさんあるのを見つけました。その後の研究でシミは脳細胞が作るタンパク質アミロイドベータが集まって固まった塊と分かりました。この塊は老人斑と呼ばれています。

　2002年、英国ロンドン大学のジョン・ハーディ教授は老人斑がアルツハイマー病の原因だとする「アミロイドベータ仮説」を発表しました。アミロイドベータによって脳の神経細胞が死ぬことで認知症が起こると考えたわけです。

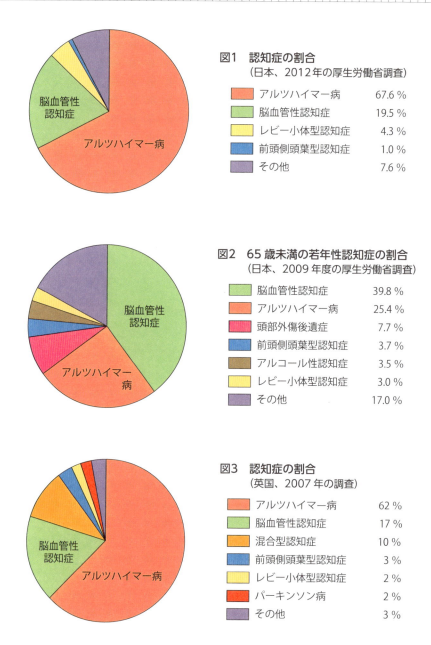

図1　認知症の割合
（日本、2012年の厚生労働省調査）

■	アルツハイマー病	67.6 %
■	脳血管性認知症	19.5 %
■	レビー小体型認知症	4.3 %
■	前頭側頭葉型認知症	1.0 %
■	その他	7.6 %

図2　65歳未満の若年性認知症の割合
（日本、2009年度の厚生労働省調査）

■	脳血管性認知症	39.8 %
■	アルツハイマー病	25.4 %
■	頭部外傷後遺症	7.7 %
■	前頭側頭葉型認知症	3.7 %
■	アルコール性認知症	3.5 %
■	レビー小体型認知症	3.0 %
■	その他	17.0 %

図3　認知症の割合
（英国、2007年の調査）

■	アルツハイマー病	62 %
■	脳血管性認知症	17 %
■	混合型認知症	10 %
■	前頭側頭葉型認知症	3 %
■	レビー小体型認知症	2 %
■	パーキンソン病	2 %
■	その他	3 %

第4章　いろいろあります認知症

認知症は脳内にタンパク質の塊ができたり、血管が詰まったり、破れたりして起こる

認知症の原因
★脳内にタンパク質の塊ができる（約8割）
（アルツハイマー病、パーキンソン病、レビー小体型認知症、前頭側頭型認知症）

★脳の血管が詰まったり、破れたりする（約2割）
（脳血管性認知症）

神経細胞が死に、脳のその部分の正常な機能が果たせなくなる

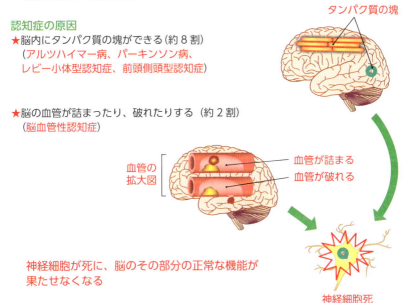

　多くの製薬企業が認知症薬の開発に乗り出しました。アミロイドベータは認知症の症状が現れる20年以上も前から脳に蓄積し始め、脳の神経細胞の死滅も発症の10年以上前から始まっています。少ない副作用でアミロイドベータを除去できる物質はなかなか見つかりませんでした。

　研究が進むにつれてアルツハイマー病の発症機構はそう単純なものでないことが分かってきました。脳組織にもともとあるタンパク質はアミロイド前駆体タンパク質と呼ばれます。このタンパク質が酵素によって切断され、アミノ酸42個がつながった断片がアミロイドベータです。

　この断片が脳細胞の外に出て凝集して老人斑を作ります。一方、脳細胞内で凝集したアミロイドベータは神経細胞内のリン酸化酵素を活性化して、細胞の形を支える微小管のタンパク質タウにリン酸を結合させます。リン酸化されたタウは立体構造が変わり、微小管から離れ、凝集して塊を作ります。タウを失った微小管は壊れ

てしまいます。このような変化が起きた神経細胞は死んでしまいます。

タウの塊は「神経原線維変化」と呼ばれています。塊はまず記憶をつかさどる「海馬」、続いて認知機能全般を受け持つ大脳皮質に集中して現れます。すると、アルツハイマー病が発症するのです。

◇アルツハイマー病はこのように進みます

- ステップ１：アミロイド前駆体タンパク質が酵素で分解されてアミロイドベータになります。
- ステップ２：アミロイドベータの立体構造が、凝集しやすい構造のアミロイドベータに変わります。
- ステップ３：凝集しやすいアミロイドベータが２個以上凝集してリン酸化酵素と結合します。
- ステップ４：リン酸化酵素が活性化します。
- ステップ５：リン酸化酵素が微小管のタンパク質タウをリン酸化します。
- ステップ６：リン酸化されたタウは凝集しやすい立体構造になります。
- ステップ７：立体構造が変化したタウは微小管から離れ、お互いに凝集して塊（神経原線維変化）になります。
- ステップ８：タウが離れると微小管の構造も壊れ、神経細胞は死んでしまいます。

◇アルツハイマー病の症状は

アルツハイマー病ではまず海馬、そして大脳皮質に集中して神経原線維変化ができて神経細胞が死にます。海馬は記憶と学習、大脳皮質は記憶、認識、判断、思考、言語の認識や表現などに関与しています。これらの機能が損なわれることでさまざまな障害が現れます。記憶障害から始まり、いつ、どこで、誰かを見分ける能力が低下し、言語や人格障害まで進みます。

症状の現れ方には個人差があります。多くの患者で見られる症状の始まりは海馬の障害で、新しく起きたことが記憶できなくなり、同じ話の繰り返しが増えます。約束をしても忘れ、会話にもついていけなくなります。これまでなかったことなので家族はおかしいと思うはずです。物の置き忘れ、見つからずに物を取られたとの

第4章　いろいろあります認知症

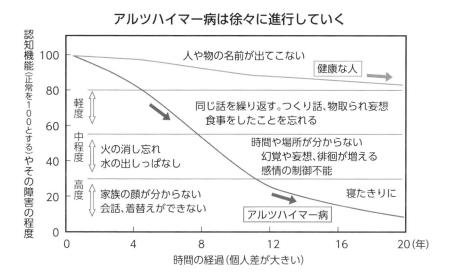

錯覚なども起きます。財布やお金がないと、家族や出入りの人を疑い、騒ぎ立てて周囲を困らせます。

発症して数年経ち、障害が中程度になると、調理中の火の消し忘れ、水道水の出しっぱなしなどがひんぱんに起き、介護が必要になります。

さらに高度になると、身体機能の衰えも加わって、介護なしには食事も排泄もできなくなり、寝たきりになってしまいます。意味のある会話もできなくなります。

◇脳血管性認知症

アルツハイマー病に次いで多い認知症は脳血管性認知症と考えられています。脳の血管が詰まったり、破れたりする脳卒中が原因です。

徐々に進行するアルツハイマー病と違い、脳血管性認知症は脳卒中を起こす度に段階的に症状が進みます。脳の血管が詰まる脳梗塞、血管が切れる脳出血、主に動脈りゅうが破れるくも膜下出血があります。どの場所の血管かで傷害を受ける神経細胞が異なるので現れる症状はさまざまです。

脳血管障害の最大の原因は血管が狭くなったり、詰まって血液の流れが悪くなる

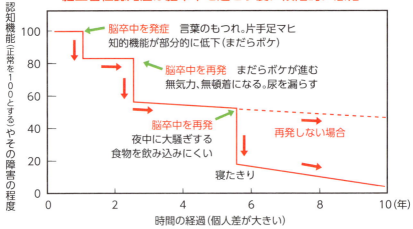

　動脈硬化です。ほとんどは血管内の内皮細胞の内側にコレステロールなどの脂肪のお粥状の塊ができ、脳卒中を招きます。脳卒中で血流が悪化し、血管周囲の神経細胞にエネルギー源のブドウ糖や酸素を送れなくなると周囲の神経細胞が死んでしまいます。すると、脳血管性認知症を発症します。

　脳卒中の症状は言葉のもつれや片側の手足のマヒが代表的ですが、知的機能が部分的に低下するまだらボケ症状が出る人もいます。再発するとさらにさまざまな症状が出てくるので、何よりも再発防止が重要です。

　動脈硬化を起こしやすい危険因子は喫煙、高血圧、脂質異常症、糖尿病が代表的です。脂質異常症は血液中の脂肪（中性脂肪やコレステロール）が多すぎたり、少なすぎたりした状態です。

　脳血管の動脈硬化は実はアルツハイマー病の原因にもなることが分かってきました。

　神経細胞でできたアミロイドベータは健康な人の場合、神経細胞の外に出されて神経細胞間の脳間質液を経て脳脊髄液に排出され、血液に混じって腎臓や肝臓から尿や便として体外に捨てられます。これだとアルツハイマー病にはなりません。

　しかし、脳間質液から脳脊髄液へ排出されるためには、脳の動脈血管の血流が必

第4章 いろいろあります認知症

血管によるアミロイドベータの脳外への排出はアルツハイマー病やパーキンソン病の予防にも重要

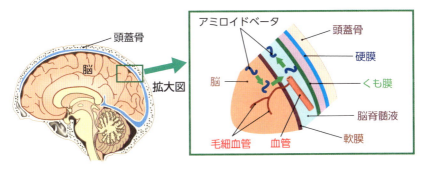

くも膜と軟膜の間を脳脊髄液が満たしている。脳脊髄液はクッションとして脳を守り、脳への栄養補給と老廃物の排除に役立つ。くも膜と軟膜の間には血管が走り、脳内に入り込んでいる

アルツハイマー病の進行とバイオマーカーの変動

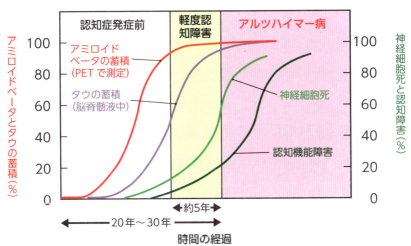

認知機能が正常な人でも老化によりアミロイドベータは脳内に蓄積し始める。脳脊髄液中のタウの総量は正常な人では加齢により増加するが、アルツハイマー病ではさらに急激に増加する。死ぬ神経細胞が増加すると、認知機能の障害が増大し、アルツハイマー病が発症する。アミロイドベータが蓄積し始めてから20～30年後にアルツハイマー病が発症する

要です。動脈硬化で血流が流れにくくなればアミロイドベータをうまく排出できません。アルツハイマー病の原因になるのです。

◇レビー小体型認知症

　パーキンソン病の原因であるアルファ・シヌクレインの塊のレビー小体が、パーキンソン病と違って、黒質より先に大脳皮質に多数でき、大脳皮質の神経細胞が死んでしまう病気です。アルツハイマー病に似た認知機能の低下が起き、幻視や幻聴、そして進行するとパーキンソン病の特徴である運動障害も出てきます。

◇前頭側頭型認知症

　社会性に関わる脳の前頭葉、言語や記憶などに関わる側頭葉に病的なタンパク質がたまり、神経細胞が萎縮して起こります。タンパク質はアルツハイマー病に関与するタウタンパク質と、難病のALS（筋萎縮性側索硬化症）の原因とされるタンパク質TDP-43のどちらかがほとんどです。

　多くは65歳未満で起こる若年性認知症です。人格の変化や異常行動が特徴的で、進行すると無気力、無関心になります。本人には病気だとの認識がありません。周囲の目や環境を気にせず万引きや信号無視をする、毎日同じ時間に同じ行動をする、毎日同じ料理を食べる、遠慮がなくなり失礼な発言や暴力的になる、身だしなみに気を使わない、などの症状が見られます。パーキンソン病同様の運動障害が現れることもあります。

◇アルツハイマー病の大半は脳の廃用性萎縮説

　以上は国際的な多数意見ですが、まるっきり考え方の違う専門医もいます。代表的なのは静岡県浜松市の浜松医療センターの元副院長、金子満雄医師（脳神経外科）です。

　臨床一途の金子さんは、アルツハイマー病といわれている認知症の90％は脳の老化現象に加え、使われなくなった脳組織が萎縮して起こる廃用症候群だと主張しています。金子さんが外来診療で28000人の認知症患者を診察した段階で、PET検査などによりアルツハイマー病と確定できたのは94人（約0.3％）だけでした。一般

にアルツハイマー病と診断されている人の大半は廃用症候群で、早期であれば家族の協力で治ります。暮らしの中に散歩などの軽い運動や楽しみを取り入れ、仲間との交流を増やし、創作活動や遊び、スポーツなどで脳を使うようにすれば症状は改善し、進行も防げます。『ボケない生き方革命』(海竜社、1996 年)、『ボケない！生き方』(同、2006 年) などの金子さんの著書に具体的なやり方や実例が書かれています。

　アルツハイマー病の原因とされるアミロイドベータやタウタンパク質は発症の何年も前から脳に蓄積が始まっているといわれます。また、その程度と症状の関連がはっきりしていません。後述のようにアルツハイマー病患者が運動などで改善するとの調査結果も報告されています。運動で老人斑が減少するとの報告もありますが、発症には何年もの蓄積が必要なのに、運動ですぐに改善するのは疑問です。私(田辺)は金子さんの考えが適切ではないかと思っています。アルツハイマー病の治療薬も少しずつ出てきていますが、薬に頼らない金子式治療法も重視すべきでしょう。

第5章 アルツ、パーキンみな兄弟

◇アルツハイマー病とパーキンソン病に微妙なつながり

　すでに述べたようにアルツハイマー病は脳にアミロイドベータの塊（老人斑）ができ、その影響でタウタンパク質の凝集物である神経原線維変化ができます。そして、海馬と大脳皮質の神経細胞から死んでいく病気です。

　一方、パーキンソン病はアルファ・シヌクレインの凝集物であるレビー小体が神経から脳にでき、黒質や大脳皮質などの神経細胞が死んでいき、運動障害が現れます。神経細胞が死ぬ原因は2つの病気でまるっきり違っています。

　ところが、です。この2つの病気に微妙なつながりがあったのです。

　1993年11月、神奈川県大磯町で認知症の国際シンポジウムが開かれました。会にはアルツハイマー病や狂牛病研究で著名なカリフォルニア大学サンディエゴ校医学部の斎藤綱男教授（病理学）も参加しました。斎藤さんはアルツハイマー病患者の脳に見られる線維状の異常タンパク質アミロイドにはアミロイドベータとは異質なペプチド（タンパク質の一部のアミノ酸配列）があり、NACと命名したことを発表しました。斎藤さんはNACがプリオンのような感染力を持つ可能性などを考えているようでした。

　シンポジウムには英国のM・ゲダート博士も参加していました。ゲダート博士がヒトの脳からアルファ・シヌクレインを見つけたと発表する前年で、参加者には知られていませんでしたが、ゲダート博士は斎藤さんの発表したNACがアルファ・シヌクレインの61番目から95番目のアミノ酸だと気づきました。後に「発表を聞いて衝撃を受けた」と書いています。

　アルファ・シヌクレインの異常がパーキンソン病の原因と分かったのは数年後ですが、斎藤さんの発見が、アルツハイマー病とパーキンソン病は無縁ではなく、微妙に関係していることの最初の報告でした。

◇斎藤教授の死をめぐるミステリー

　斎藤さんは1996年5月、自宅近くの車内で何者かから銃撃を受け、亡くなりま

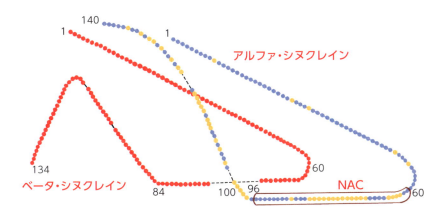

○ は、アルツハイマー病患者の脳中のアミロイドの塊中に存在するNAC (non-amyloid beta component)というペプチド

した。46歳でした。

　斎藤さんは狂牛病、クロイツフェルト・ヤコブ病の熱心な研究者でもありました。両方とも、感染するタンパク質（プリオン）が原因のプリオン病として知られています。狂牛病はウシ海綿状脳症とも呼ばれ、プリオンに感染した牛の脳には空洞ができ、スポンジ（海綿）状になります。欧米では少数ですが牛肉を食べて感染した人もいます。

　また、当時は死体から摘出したヒトの脳の硬膜を脳外科手術に使っていましたが、クロイツフェルト・ヤコブ病はプリオンに感染した硬膜が原因で、各国で多くの患者が犠牲になりました。

◇アルツハイマー病患者の扁桃体にレビー小体

　アルツハイマー病はタウの凝集物ができて大脳皮質と海馬の神経細胞が死んで記憶障害などの症状が出ます。進行するとほとんどの患者の脳にアルファ・シヌクレインとタウの凝集物ができ、約半数の患者の扁桃体にパーキンソン病の原因であるレビー小体が現れます。扁桃体は喜びや怒り、恐怖などの感情を制御している組織

ですから、レビー小体によって神経細胞が死ぬと、怒りの感情をコントロールできなくなってしまいます。

◇パーキンソン病患者にも老人斑や神経原繊維変化

　一方、パーキンソン病が進行すると、やはり半数近くの患者の大脳にアミロイドベータの塊の老人斑やタウの塊の神経原線維変化が現れます。これらが大脳皮質に現れて神経細胞が死ぬと、記憶障害や、いつ、どこで、誰かを見分けることにも障害が出てきます。その結果、パーキンソン病患者の40％が認知症を発症するようになります。

◇アミロイドとシヌクレインが互いに凝集促進

　それだけではありません。アミロイドベータとアルファ・シヌクレインもお互いの凝集を促進し合っています。アミロイドベータが老人斑を作るのをアルファ・シヌクレインが促進し、アルファ・シヌクレインが凝集するのをアミロイドベータが促進します。その結果、アルツハイマー病患者の老人斑の中にアルファ・シヌクレインが、パーキンソン病患者のレビー小体の中にアミロイドベータが混入しています。

　そのうえタウと、アルファ・シヌクレインも、お互いの凝集を促進し合っています。タウの凝集物である神経原線維変化にはアルファ・シヌクレインが、レビー小体にはタウが混入しています。

　まだ未知の部分がありますが、全く原因が違うはずのアルツハイマー病とパーキンソン病はこのように重なったり関連し合ったりしています。

◇塊のできかたもそっくり

　アミロイドベータやタウの凝集が1カ所から広がっていくのも似ています。

　構造の変化したアミロイドベータは多くの場合、大脳前方の大脳皮質部分から大脳皮質全体、さらには大脳の中心部、そして中脳や延髄にまで広がって、タンパク質性の繊維状の塊（アミロイド繊維）を作ります。同様に構造の変化したタウは、中脳から大脳に広がり、全く同じアミロイド繊維を作ります。

第5章　アルツ、パーキンみな兄弟

アミロイドベータとタウ、アルファ・シヌクレインはお互いに凝集を促進

★アミロイドベータが塊(老人斑)を作るのをアルファ・シヌクレインが促進

アミロイドベータ　→　立体構造が変化　→　立体構造が異常なアミロイドベータ　→　アミロイドベータが塊(老人斑)を作るのをアルファ・シヌクレインが促進　→　老人斑にアルファ・シヌクレインが結合して存在

★アルファ・シヌクレインの凝集をアミロイドベータが促進

立体構造が異常なアルファ・シヌクレイン　→　アルファ・シヌクレインの凝集をアミロイドベータが促進　→　凝集を開始したアルファ・シヌクレイン　→　レビー小体にアミロイドベータが結合して存在

★タウの凝集をアルファ・シヌクレインが促進

リン酸化されて立体構造が異常なタウ　→　リン酸化されたタウの凝集をアルファ・シヌクレインが促進　→　タウの線維状の凝集物とアルファ・シヌクレインが結合して存在

★アルファ・シヌクレインの凝集をタウが促進

立体構造が異常なアルファ・シヌクレイン　→　アルファ・シヌクレインの凝集をリン酸化されたタウが促進　→　凝集を開始したアルファ・シヌクレイン　→　レビー小体にリン酸化されたタウが結合して存在

　パーキンソン病は腹部周囲の末梢神経細胞のアルファ・シヌクレインが凝集しやすい異常な構造のレビー小体になることから始まりますが、レビー小体は中脳から大脳皮質へ広がります。タウの広がり方とよく似ています。
　アルツハイマー病の大脳皮質にはタウの神経原線維変化だけでなく、アルファ・シヌクレインや、その凝集物のレビー小体が共存しています。

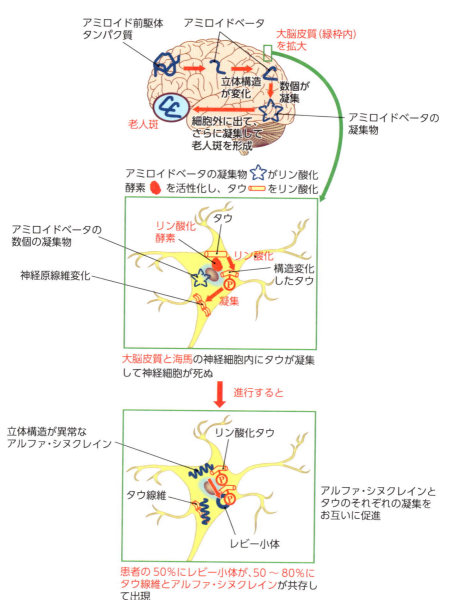

また、パーキンソン病の黒質にはアルファ・シヌクレイン、レビー小体のほか、やはり神経原線維変化が共存しています。

◇脳脊髄液に高濃度のアルファ・シヌクレイン

　アルツハイマー病の初期である軽度認知障害（MCI）やアルツハイマー病患者の脳脊髄液に含まれるアルファ・シヌクレインの濃度が高いと認知機能低下が進んでいることも分かってきています。この濃度を調べることで、アルツハイマー病の診断がより確実になると見られています。

第6章 パーキンソン病の標準治療法は

◇さまざまなパーキンソン病の治療

　パーキンソン病の運動障害を治療、改善するのはまずは薬です。さらには手術療法、運動療法があります。

　最も強力な薬はL・ドーパ（レボドパ）です。パーキンソン病は神経伝達物質ドーパミンを作る黒質細胞が死んでドーパミン不足になり、障害が現れます。レボドパはドーパミンの前駆物質で飲むと腸から吸収され、ドーパミンだと通過できない脳関門を通って脳に達し、黒質の神経細胞に取り込まれてドーパミンになります。ドーパミンは線条体細胞にあるドーパミン受容体に結合して情報を伝えます。

　ただしレボドパの効果は5年ほど経つと次第に失われてきます。また、不随意運動などの副作用も出ることがあります。

　レボドパに次いで強力なのがドーパミンアゴニストです。ドーパミン受容体に直接作用し、不足のドーパミンの作用を補い、症状を改善します。

　これらの効果を上げたり、副作用を軽減するためにいろんな薬が使われています。

　抗コリン薬、抗ウイルス薬の塩酸アマンタジン、抗てんかん薬のゾニサミド、アデノシン受容体拮抗薬、モノアミン酸化酵素B阻害薬、カテコールOメチル転移酵素阻害薬、立ちくらみ薬のドロキシドーパなどです。

　手術療法もいくつかあります。その1つの脳深部刺激療法は脳の深部に電極を留め、胸部に植え込んだ装置で刺激します。症状の改善が期待できます。

　運動療法も有効とされます。体を動かす筋肉や関節を強化します。手の動きや起き上がりなど日常生活に必要な動きを維持するための運動も重要です。

　パーキンソン病治療を専門的に行っている病院では理学療法士などが指導し、本格的な運動療法を実施しているところもあります。しかし、多くは患者任せになっています。

◇校歌を歌いながら歩くと

　徳洲会鎌ケ谷総合病院（千葉県鎌ケ谷市）脳神経内科部長で千葉神経難病医療セン

ター長の湯浅龍彦医師はこれまでに何千人ものパーキンソン病患者を診察、治療しています。

その湯浅さんが薬同様にパーキンソン病に効果があるとして勧めている行動や運動があります。歌って歩くこと、そして卓球です。

数年前、耳の遠い高齢の男性患者さんが、奥さんと息子さんに付き添われて診察を受けに来ました。湯浅さんは少しでも聞こえやすいようにと、手近にあったカレンダーを丸めた筒を口にあてて話しかけました。返事を催促する意味もあって、湯浅さんはその筒で机をポコポコ叩きましたら、奥さんが「木魚みたい」と笑いました。湯浅さんは"木魚"のリズムで般若心経を唱えました。

「ところで、お父さんはどこの大学の卒業ですか」と湯浅さんが尋ねました。息子さんが「早稲田出身です」と答えました。それを聞いた男性は突然、"木魚"に合わせて「みやこの西北、わせだの森に〜」と早稲田大学の校歌を大声で歌い始めました。パーキンソン病が進むと声が出にくくなることが多く、奥さんも息子さんもその大声に驚いていました。

湯浅さんは"木魚"と般若心経と早稲田大学の校歌のリズムが一致することに気づきました。校歌を歌いながら手を振って歩くようにと勧めました。

次回、次々回と診察する度に男性の運動障害は明らかに改善していきました。「こんな治療法があるよと、神が教えてくれたんでしょうね」と湯浅さん。

湯浅さんは他の校歌も試してみました。同志社大学はテンポが早く、慶應義塾大学の塾歌は遅く、早稲田が一番適切でした。以来、湯浅さんは患者さんに「早稲田の校歌を歌いながら歩く」治療法を勧めており、何人もの患者が改善しています。

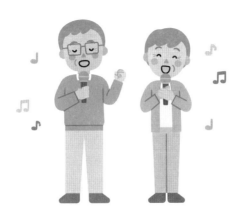

◇卓球（ピンポン）は世界大会もあります

　湯浅さんは千葉県のパーキンソン病友の会の役員から取材を受けました。その患者がパーキンソン病患者の世界卓球大会に参加したことを聞き、湯浅さんは卓球にも関心を持ちました。

　日本ピンポン・パーキンソンという会があります。川合寛道理事長は滋賀県大津市にある地域医療推進機構（JCHO）グループの滋賀病院脳神経内科部長です。自分自身パーキンソン病患者でもある川合さんは子どものころから卓球をしていて、症状の改善を実感していました。2022年3月、患者にピンポンを勧め、自宅近くで仲間を見つける手助けをする会として日本ピンポン・パーキンソンを立ち上げました。

　同会は米国ニューヨーク市に本部がある国際ピンポン・パーキンソンに加盟する団体でもあります。米国人ギタリストのネナード・バックさんはパーキンソン病を発症し、一度はギターが弾けなくなりながら、卓球で回復し、2017年3月に国際ピンポン・パーキンソンを開設しました。

　同会は国際卓球連盟の援助を得て、2019年からパーキンソン世界卓球選手権大会を開催しています。新型コロナ禍の2020年を除いて毎年秋に開かれる大会では日本からの患者も参加しています。2023年オーストリアでの大会では日本人7人が金メダル4個、銀2個、銅1個の大活躍でした。

　湯浅さんによると、予測的な早い運動は小脳の働きを強め、パーキンソン病の運動障害を改善するリハビリとして有効です。ピンポンに限らず、ダンスをはじめ、いろんなスポーツがパーキンソン病の症状改善に役立ちます。「都の西北」を歌いながらの早歩きもその1つというわけです。

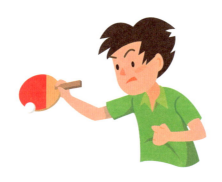

第7章　アルツハイマー病は予防が大事

◇認知症予防には何よりも運動を

　認知症の治療はまだ途上段階なので、予防が大事です。予防法はいくつかありそうですが、日常生活ではまず運動と睡眠です。運動で予防できるとする多くの調査の中で代表的なものを紹介しましょう。

①ウォーキング程度の運動を週3日以上している人はアルツハイマー病になる割合が33％減少。ウォーキングより激しい運動を週3日以上している人は50％減少。　　　　　　　（2001年、65歳以上の米国人約9000人、5年間の調査）
②認知症になる割合が、ダンスは76％、ウォーキングは33％、水泳は20％減少。　　　　　　　　　　　　　（2003年、75歳以上の米国人約500人の調査）
③家事、庭仕事、スポーツ、ウォーキングなど4種類以上の活動をしている人は認知症に49％なりにくい。　（2005年、65歳以上の米国人約3400人の調査）
④約16万人について調べた16の研究では、適度な運動をした人はアルツハイマー病になるリスクが45％減少。　（2009年、世界の16万人対象のメタ分析）
⑤平均82歳の老人を3.5年間調査した結果では、運動量が少ない人はアルツハイマー病に53％なりやすかった。
　　　　　　　　　　　　　　（2012年、平均82歳の米国人約700人の調査）

　かつては、脳の神経細胞は成人になってからは新たに作られることはないと考えられてきましたが、2001年に成人の脳でも神経細胞が新たに作られることが証明されました。米国イリノイ大学のクレマー教授らは、運動で海馬の神経細胞が増える可能性を調べました。海馬は記憶を一時的に保持し、その後、大脳皮質に信号を送り、長く記憶を保存することに貢献しています。アルツハイマー病になると、海馬の神経細胞が死に、その結果、海馬の体積は著しく減少します。

　クレマー教授らの研究結果によると、1年間、毎週10～15キロメートル歩いた

人たちは、9年後海馬の体積が13%増加し、13年後に認知症になる割合が50%減少していました。また、1年間、週3回、エアロビクスをした人たちは海馬の体積が2%増加していました。運動により海馬の体積が増えたということは、神経細胞が新しく作られたことになります。

スポーツの種類を比較した②の調査では、ダンスがウォーキングや水泳より効果的で、認知症やアルツハイマー病になる割合を76%も低下させています。これはダンスが、音楽に合わせてリズムを取るという、単に身体を動かす以外の働きを脳にさせているからでしょうか。

2005年に米国の65歳以上の男女約3400人について5年間にわたって調べた結果で興味深いのは、③の調査のように、家事、庭仕事、スポーツなど4種類以上の身体的活動をしている人は、1種類以下の活動しかしていない人に比べて49%も認知症になる割合が低かったことです。また、この調査では、認知症を、アルツハイマー病と脳血管性認知症に分けて調べても結果は同様でした。やはり脳にはいろいろな働きをさせたほうがよさそうです。

日常生活ではとかく怠けたくなりますが、人間は「動く物」、動物ですから、可能な限り動いていたほうが脳への血のめぐりがよくなり、体力を維持でき、免疫力も高めることができます。無理はせず、軽く汗をかくくらい身体を毎日動かすのが理想的です。

2018年に米国政府機関が発表した老人が健康を維持するための勧告では、活発なウォーキング程度の運動を毎週2時間半か、ジョギング程度の運動を毎週1時間15分、それに加えて筋肉を鍛える運動を毎週2日以上するのがよい、としています。

日本では高齢化が急速に進んでおり、現在の認知症の患者数は調査の度に増加しています。認知症は65歳くらいから増加し始め、80歳くらいからはさらに増加傾向が顕著になっており、85歳以上では2人に1人近くが認知症になっています。2020年に調査した日本人の平均寿命は男性が81.6歳、女性が87.7歳で、70歳の人が生きられる平均余命は男性が86歳、女性が90歳ですから、70歳になった人は2人に1人近くが認知症になる可能性があります。日本のこのような認知症になる割合は、欧米の約2倍、東アジアの約3倍にもなっています。日常生活に支障が出る人がこんなに多いのは、個人的にも社会的にも大問題です。認知症は正常な老化ではないのですから、"正常に老化する"にはどうしたらよいか、認知症になる仕組みを知って、なんとしても認知症を予防して減らさなければなりません。

◇運動が認知症を防ぐ仕組みとは

　運動で認知症が防げるというのは本当にそうなのか、なぜそうなのか、です。近年、科学的な仕組みが分かってきました。

　アミロイドベータを分解する酵素ネプリライシンは脳をはじめ広く全身に分布しています。アルツハイマー病では海馬や側頭葉でネプリライシンが減っていること、運動することで酵素の活性が高まることも分かっています。アミロイドベータを減らす運動は予防効果があり、知能の低下も防げます。

　運動をすると骨格筋細胞にタンパク質分解酵素カテプシンBができます。カテプシンBは神経細胞に結合して神経細胞を増殖させるので、記憶機能が維持、改善されます。

◇極めて重要な睡眠の役割

　睡眠もアルツハイマー病の予防に非常に重要と分かってきました。睡眠時には神経細胞間の隙間が起きている時より60％も広くなります。隙間を満たしている脳間質液に排出されるアミロイドベータは、睡眠中は起きている時のなんと10倍も多いのです。

　排出されたアミロイドベータは脳脊髄液に入り、血液に混じって排出されています。睡眠は筋肉の疲れを回復させるだけでなく、脳の老廃物の除去にも重要です。

　睡眠は免疫力を高める効果もあります。十分な睡眠で、神経細胞にはアミロイドベータに対する抗体ができます。抗体がアミロイドベータに結合すると、結合物はマクロファージなどの免疫細胞に取り込まれて分解されます。十分な睡眠で免疫力を強くし、アミロイドベータを消失させ、アルツハイマー病の芽をつむことは素晴らしいと思います。

　約1000人の米国人を6年間調査した2013年の論文では、十分な睡眠がとれなかった人はアルツハイマー病になるリスクが1.5倍高かったとのことです。

　なお、約65000人のオランダ人を13年間追跡調査した同じく2013年の論文では、睡眠の質の悪化は1.76倍、睡眠時間の短縮は1.72倍、パーキンソン病になるリスクを上げていました。良い睡眠はパーキンソン病も予防できるのです。

認知症は65歳くらいから急激に増加

★85歳以上になると2人に1人近くが認知症に

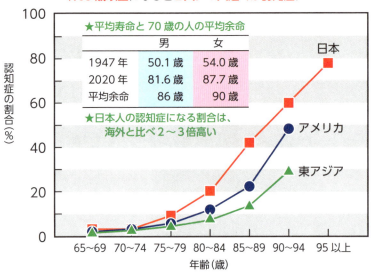

(平成22年度厚生労働省調査および世界保健機構：
Dementia, a public health priority, 2012 より作成)

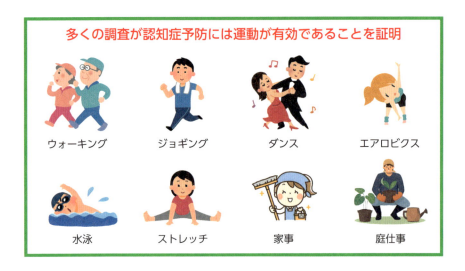

◇そして脳を鍛える

　身体を鍛えるのに手や足の筋肉を鍛えることが必要なように、認知症の予防には脳を鍛えることが必要です。そのためには人と接する機会を増やし、会話し、積極的に新しいことを覚え、料理、園芸、旅行、ゲーム、音楽などに参加したり、計画を立てて実行することが有効です。それを実証する調査もたくさんされています。

---

①旅行は 51％、編み物は 53％、庭仕事は 47％、認知症になる割合が減少した。
　　　　　　　　　　　　（1995 年、65 歳以上のフランス人約 2000 人の調査）
②社会的なつながりが少ない人は認知症になる割合が 60％高い。
　　　　　　　　　　　　　　　（2000 年、1200 人のスウェーデン人の調査）
③絵を描く、読書、パズルなどの知的活動を毎日行う人は認知症になる割合が 46％減少した。社会的な活動や生産的な活動をしている人も認知症になる割合が 42％減少した。　（2002 年、75 歳以上のスウェーデン人約 1400 人の調査）
④認知症になる割合が、楽器の演奏は 69％、クロスワードパズルは 41％、チェスは 74％、読書は 35％減少した。アルツハイマー病も同様の結果。
　　　　　　　　　　　　　　　（2003 年、75 歳以上の米国人約 500 人の調査）
⑤コンピューターを使ったゲームが主体の認知トレーニングは認知機能低下の予防に有効だった。　（2010 年、世界的な 172 の認知症予防観察研究の調査）

　認知症になりかけの時期には「いろいろなことを覚える、思い出す」と「物事を計画を立てて実施する」機能が低下します。これらの機能を低下させないよう脳を鍛えるには、まず第一に、子どものように新しいことを覚える努力をすることです。

　第二に、いろんなことを思い出す練習です。食べたもの、買ったもの、昨日は何をしたか、人の名前などです。これらは人との会話があれば必要です。会話の機会が少なくなったと感じたら、日記を書くなど積極的に思い出す練習をしましょう。

　第三は、いろんなことの計画を立てて実行することです。料理やゲームや園芸や旅行などいろいろあります。

　簡単にまとめると「年を忘れ、人と交わり、積極的に生活を楽しむ」ことです。

第8章 パーキンソン病の未来は

◇進むパーキンソン病研究

　シヌクレインの発見からパーキンソン病研究は世界中の研究者のさらなる注目を集めています。「毎年1800件ほどの論文が発表されています。とても読み切れません」と中谷さんも驚いています。シヌクレインについての研究から熱に強い新たなタンパク質の報告までさまざまです。ベータ・シヌクレインを発表した1990年は中谷さんチームだけでしたから大変な発展です。

　どんな研究がこれから出てくるのでしょうか。

　「アルファ・シヌクレインの働きを止める薬、ベータ・シヌクレインの活性を飛躍的に高める薬が出て、いずれパーキンソン病は簡単に治る病気になるのではないでしょうか」「すぐ出てきてもおかしくありません」と中谷さん。

　多くの製薬企業やいくつかの大学医学部が本格的な開発を進めているそうです。

　その中の1つにパーキンソン病のマウスでは有効性が確認されているアルファ・シヌクレイン抗体薬があります。

　立体構造が異常なアルファ・シヌクレインは神経細胞間を移動して次々に細胞を殺してしまいます。抗体薬は細胞外に出たアルファ・シヌクレインと結合し、細胞死を減らします。このような抗体薬を早期の患者に処方すれば運動や認知機能の低下を長期にわたって防げる可能性があります。

◇シヌクレインの合成を抑制する核酸医薬品

　「ベータ・シヌクレインの旅も1つの峰まで来ました。中谷先生らのPNP-14の発見からアルファ、ベータが分離され、発展し、今や『パーキンソン病の根治療法』という峰の頂に達せんとしています」と、湯浅龍彦医師は熱く語ります。

　現在のパーキンソン病治療法は対症療法で、患者の症状緩和をもたらしましたが、病気の原因を断ち切ったわけではありません。病気は進行し、QOL（生活の質）はどうしても悪化していきます。

　湯浅さんが期待しているのは抗体薬をしのぐ治療効果のある「核酸医薬品」です。

遺伝子 RNA を構成する核酸（特定の糖、塩基、リン酸）を含む核酸医薬品を投与することで、病気を治すタンパク質を体内で作らせます。

　開発期間を大幅に短縮して登場した新型コロナワクチンも核酸医薬品でした。新型コロナウイルスの表面にはトゲトゲのスパイクタンパク質がありますが、ワクチンに含まれるのはこのスパイクタンパク質を細胞に作らせる RNA 部分です。細胞がスパイクタンパク質を作ると、すぐに免疫細胞が抗体を作ります。ウイルスが感染するとこの抗体がウイルスを攻撃し、ワクチンとして働きます。

　核酸医薬品は 1990 年代から開発が進み、主に難病治療薬として登場してきます。日本で最初に認可されたのは滲出型加齢黄斑変性症薬で、米国に 4 年遅れの 2008 年でした。現在、さらに数点の薬が加わっています。

　湯浅さんは、中谷さんらのシヌクレインに対する核酸医薬品は、できれば日本の研究者が開発してほしいと願っているようです。国立精神・神経医療研究センターの武田伸一名誉所長らと日本新薬グループは 2020 年、デュシェンヌ型筋ジストロフィーの核酸医薬品の実用化に成功しました。日本、米国で認可されています。

　また、東京医科歯科大学大学院の横田隆徳教授らは血液脳関門を突破できる核酸医薬品を、近畿大学医学部の永井義隆教授らは筋萎縮性側索硬化症や前頭側頭葉型認知症の原因タンパク質 TDP-43 を標的とした核酸医薬品の開発に成功しています。

　そしてシヌクレインです。湯浅さんは大阪大学大学院の望月秀樹教授（神経内科）らの研究に注目しています。望月教授らはアルファ・シヌクレインの合成を抑制する核酸医薬品を開発しました。モデルマウスでは、アルファ・シヌクレイン蓄積を抑制し、行動障害も改善したとの報告です。

　評価しやすい難病治療から始まった核酸医薬品ですが、確実にパーキンソン病に迫ってきています。そしてシヌクレインの関与が濃厚な、アルツハイマー病をはじめとする認知症も視野に入ってきました。パーキンソン病も認知症も治せる明るい未来が目前です。日本人が発見した不思議タンパク、ベータ・シヌクレインが輝いて見えます。

第 2 部

シヌクレインの現在と未来

PNP-14 の旅は続く
ベータ・シヌクレイン

湯浅 龍彦

第1章　α-シヌクレインを取りまく病態

I. シヌクレインの発見以降

　パーキンソン病（PD）の病理学的指標はレビー小体である。α-シヌクレイン（α-Synuclein）が発見されて、レビー小体の主要な構成成分がα-シヌクレイン（α-Syn）であることが明らかになり、α-Synの意義がさまざまな局面で認識されることになった。α-Synの凝集がPDの大きなきっかけとなるのである。

II. シヌクレインの凝集をもたらす内因と外因

　パーキンソン病（PD）の発症の背景に、シヌクレイン（Syn）の凝集やミトコンドリア障害、あるいは、リソソーム-オートファジー系の障害を引き起こすさまざまな因子が存在する。そこには、環境要因と遺伝因子など外因と内因が複合的に絡み合う。
　PD発症の外因や環境要因には、頭部外傷（モハメド・アリの例）、農薬（パラコート）、殺虫剤（ディルドリン）、微量金属、病原体などがあり、これらの外因は、活性酸素種(ROS)や、あるいはオートファジー障害を介してα-Synの凝集を引き起こす。
　一方、PDでは、ミトコンドリアの機能障害も重要な因子であり、MPTP（1-メチル-4-フェニル-1,2,3,6-テトラヒドロピリジン）や農用殺虫剤（ロテノン）、加齢などが関わる。MPTPとPDに関する有名な話として、自分で麻薬を合成していた若者がパーキンソン病を発症したというものがある。また、農薬であるロテノンやパラコートがPD発症に関わるともされる。
　ここで内因とは、遺伝素因のことであるが、遺伝性パーキンソン病の頻度は全体の10%未満と少ない。しかし病態と治療を考える上で大きな意義を有す。
　PDの遺伝様式は、多くは常染色体性潜性（劣性）遺伝で、若年発症、血族結婚が見られ患者の同胞に病気を発症する。常染色体性顕性（優性）遺伝の家系例はまれである。
　PDの原因遺伝子として、現在約18種類が知られている。中でもα-シヌクレイン、Parkin、LRRK2は代表的である。以下に一部を紹介する。

(1) α-シヌクレイン (PARK1)

α-シヌクレインタンパクは 4q-21 領域に存在する α-シヌクレイン (SNCA) という遺伝子座 (4q213-q22) がコードしている。1997 年、常染色体顕性遺伝のパーキンソン病 (PD) の遺伝子 SNCA として発見された。病因は、ミスセンス変異によるもの (A53T6、A30P7、E46K8、H50Q9) [PARK1] と遺伝子量の変化 (重複、3倍体) によるもの [PARK4] がある。α-Syn locus の三重複は、α-Syn の過剰発現を来たし、レビー小体が蓄積し、パーキンソン病 (PD) やレビー小体型認知症 (DLB) を発症する。

PARK1 と PARK4 は、早期に発症し、急速に進行する傾向があり、症状は非典型的でしばしば痴呆を来たす。SNCA 重複例では、多系統萎縮症や DLB の臨床表現型を呈し、自律神経失調症やレム睡眠異常行動症候群、幻視、認知機能障害などを来たす。

PARK1 と PARK4 の病理学的特徴は類似し、Syn 陽性封入体が全例に認められ、レビー病理の程度は重度である。大半は神経原線維変化も認め、特に海馬の神経細胞喪失を来たす。このような病変は、痴呆を説明する可能性がある。一部の症例では、タウと α-シヌクレインの両方の免疫染色を伴う封入体が認められ、また、ある例 (A53T) では、側頭葉皮質の神経突起と細胞体に TDP-43 の封入が認められ、前頭側頭型認知症との関連が示唆される例もある[1]。

(2) PARKIN (PARK2)

本症は、かつて若年型パーキンソン病 (PD) と呼びならわしていた早期発症の PD で、本邦の常染色体劣性遺伝性 PD の半数を占める。疾患遺伝子は、q25.2-q27 に存在する 1.3 Mb の巨大遺伝子である。PARK2 遺伝子産物である Parkin タンパクはユビキチン E3 リガーゼであり、ミトコンドリアの品質管理に関係し、ミトコンドリアの機能の破綻によって PD が発症すると考えられる。

臨床の特徴は 40～50 歳以下の若年発症で、レボドパに対する反応は良好。下肢のジストニア、すくみ足、姿勢反射障害を認める。また睡眠による改善や、たばこ (ニコチン) が有効との仮説 (石川厚ら) があった。こうした例ではレビー小体は認めない例がほとんどである[2][3]。

(3) PINK1 (PARK6)

PARK2の次に頻度が高い。PINK1もほとんどPARK2と同様の臨床像を呈す。ともにミトコンドリアの品質管理に関与する[4]。

(4) LRRK2 (PARK8)

本症は、神奈川の相模原に存在する常染色体顕性遺伝の大家系で、原因遺伝子座は、12p11.2-q13.1の約13cMの範囲に存在する（長谷川一子）。その後、この領域の原因遺伝子としてLRRK2が同定された。その発症年齢や臨床経過などは通常の遺伝性でないパーキンソン病とほぼ同一で、高齢発症で、抗パーキンソン病薬に対する反応は良好、遺伝性でないパーキンソン病に近い臨床像を呈す。病理像は、レビー小体が出現するものや、グリア細胞質封入体を認める症例もあり、多様である（西岡健弥）。こうした例は、全パーキンソン病（PD）患者の約1〜2％、家族性PDでは5％に認められるとされる。

海外では、アシュケナージ・ユダヤ人の祖先を持つ患者や北アフリカのベルベル人など一部の集団ではより高頻度である[5]。

III．パーキンソン病の遺伝子変異の意義

パーキンソン病（PD）の遺伝子変異は、PDの病因に関わるミトコンドリア障害を示唆する。例えば、1-メチル-4-フェニル-1,2,3,6-テトラヒドロピリジン（MPTP）にさらされると、PDが急速に進行するが、その原因は、ミトコンドリア複合体I活性の阻害にあるとされる。結果として黒質のドーパミン作動性ニューロンの死をもたらす。外因としてミトコンドリア複合体I阻害剤であるロテノンをげっ歯類に暴露すると、ドーパミン作動性ニューロンの変性をもたらす[6]。

①**DJ-1遺伝子変異**：常染色体性潜性遺伝の早期発症PDの原因となる。
②**パーキンソン病のリスクに関わる遺伝的要因**：常染色体性潜性遺伝を呈すゴーシェ病に関連するGBA遺伝子の保有者はPDのリスクが4倍上昇するとされる[7]。
③**最近の研究**：神経炎症がα-シヌクレインの凝集や神経変性過程の重要かつ本質的な上流因子である可能性が示唆されている。そして一般の身体の炎症（2型糖尿

病や炎症性腸疾患など）も PD のリスク上昇に関連するとの考え方が明らかにされている。

④**パーキンソン病の遺伝の意義**：PD 関連の遺伝子変異は PD のリスク因子と考えられ、他の遺伝因子や環境因子と相互作用する可能性がある。最新の大規模ゲノムワイド関連研究（GWAS）では、PD リスクに影響する 70 の遺伝子座が同定され、これらの遺伝子座のいくつかは、リソソーム-オートファジー系や免疫に関わる遺伝子に近接しており、これらはいずれもミスフォールド*した α-シヌクレインの処理に重要な役割を果たすと推定される。エピジェネティックス*も PD 発症に関与する可能性がある[8]。

*ミスフォールド：タンパク質が折りたたまれる過程で特定の立体構造をとらず、生体内で正しい機能や役割を果たせなくなること。
*エピジェネティックス：遺伝子情報を"エピ"つまり環境など外部要因で制御する機構。

IV．生活習慣因子

生活習慣因子がパーキンソン病（PD）発症リスクを低下させることがある。例えばたばこ喫煙者における PD リスクの減少はその例である[9]。たばこの使用期間が長く、使用頻度が高いほどリスクは低くなる。新潟大学の石川らは、早くから若年 PD におけるニコチン効果に着目し[10]、その機序に関しては、喫煙により体内に吸収される一酸化炭素が黒質神経細胞に発生したフリーラジカルを排除する可能性、MPTP は B 型モノアミン酸化酵素（MAO-B）により MPP^+ に変換することにより毒性を発揮するが、たばこによる一酸化炭素などの抗過酸化物が MPTP の毒性を軽減する可能性、たばこに含まれる 4-フェニルピリジンが MAO-B を阻害することなどの可能性を示唆した。

また、カフェインの使用も、特に男性 PD 患者においてリスク低下因子と考えられ、この効果は、コーヒーの使用量と相関する。同様に、紅茶をよく飲む集団でも PD のリスクが低下するとされる。逆に、乳製品の摂取量が多いほど PD のリスクが高くなるとの報告もある[11]。

その他、食事との関連では、果物、野菜、穀物を多く含む「健康的な」食事を摂っている人では、PD のリスクが低下することが一般的に支持されている。身体活動は、特に男性において、また身体活動の強度が高いほど PD のリスクが低下すると

いう[12]。以上、さまざまな複合的な生活習慣因子の効果は相加的であるとされる。

V. α-シヌクレインの凝集と病態

　α-シヌクレイン（α-Syn）は通常はシナプスに豊富に存在し、シナプス小胞の機能に関与していると考えられている。α-Syn は非神経細胞、例えば肝臓、筋肉、リンパ球、赤血球にも存在し[13]、その機能的役割は完全には解明されていない。

　ブラーク（Braak H）らは、パーキンソン病（PD）におけるレビー病態を6つの段階に分類した[14]。彼らは、最初の段階ではレビー病変は、延髄に位置し、腸や他の内臓器官を支配する神経線維の起始部である迷走神経背側運動核と、嗅球およびそれに密接に関連する嗅覚核に限定されるとした。病態はその後、脳全体の神経経路に沿って定型的に広がり、神経病理学的第3期までは黒質に到達せず、最終的に第6期には大脳半球を侵すことを示唆した。このモデルは過去20年間、大きな支持を得ており、レビー病理の初期段階が PD の非運動症状と結びついていると提唱した。

　ブラークに先立ち、1988年に当時新潟大学の若林孝一らは、7人のパーキンソン病患者のすべてにおいて、アウエルバッハ神経叢とマイスナー神経叢にレビー小体に類似した特徴的な封入体を指摘した[15]。これはその後の PD の考え方に大きな影響を与えた。

　注目すべきことは、神経学的に正常な人の腸内にも α-Syn 凝集体が報告され[16]、また PD と診断されずに死亡した人の約10％に脳内に α-Syn の凝集体を認め（偶発性レビー小体病）、黒質のドーパミン作動性神経細胞の喪失を伴う。

　以上のように α-Syn 毒性を PD に関連づける強力な遺伝学的・実験的データが揃い、今後 PD の治療は、神経保護戦略、そして、病的 α-Syn の除去を目標に進められることとなった。

VI. α-シヌクレイン集合体のプリオン的挙動

　さまざまなアルファ-シヌクレイン（α-Syn）集合体は、リソソーム-オートファジー系を介して神経細胞から分泌される。そこで、リソソーム-オートファジー系が障害されると、α-Syn 集合体は、隣接するニューロンに取り込まれて、結果として、

レビー小体様凝集体を形成する。ミスフォールドしたα-Synがこのようなプリオンのような挙動を示すことが分かり、これらの病原性α-Syn集合体が軸索内を相互に移動し、病変が別の脳領域へと伝播する(17)。残された問題は、α-Syn凝集の最初の引き金が何かである。

VII. α-シヌクレイン凝集の謎

　α-シヌクレイン（α-Syn）は、本来シナプス前終末に局在し、神経伝達物質の調整を行い、シナプス機能を維持し、脳の可塑性の一端を担う重要な機能性タンパクである。脳が脳たる所以(ゆえん)を維持する重要なタンパクといっても過言でない。ところがそのα-Synが病的な振る舞い（凝集する）におよぶと、パーキンソン病（PD）をはじめ、さまざまな疾患の基になることが判明した。

　α-Synは140のアミノ酸残基よりなるが、1993年斎藤綱男博士は、アルツハイマー病（AD）の患者の脳に蓄積するアミロイド以外の因子としてNAC（非アミロイドβ因子）と命名した。NACはその後ゲダート（Goedert M）らによりα-シヌクレインと命名されたタンパクの一部をなすアミノ酸モチーフと判明した。

　そしてPDとα-Synの関連性を指摘したのが、ポリメロポウロス（Polymeropoulos M）らで（1997年）、イタリアの家系例でレビー小体を証明した。現在、脳にα-Synの凝集、沈着を生じる神経疾患は、パーキンソン病、レビー小体型認知症、多系統萎縮症、アルツハイマー病である。

　こうした病的特徴を示すα-Synと生理的なα-Synの切り分け点ははっきりしないが、少なくとも病的特徴を有すα-Synにおいては、繊維が絡み合って重合し伸長する（モノマー、オリゴマー、プロトフィブリル、繊維化）ところに障害機序が存在するとされる。こうした考えはα-Synの重合のみならず、アミロイド繊維の重合も同様である（斎藤博士のNACとα-Synが同類であってみれば当然(ことわり)の理(ことわり)）。

　さらに、ADにおいては、アミロイド繊維の重合ばかりでなく、タウ繊維の凝集が論じられているように（さらにはTDP-43も関与）、PDにおいてもタウの凝集、あるいはアミロイド凝集が論じられることになろう。ADにおいて髄液中のAβ42/40比が診断マーカーになるように髄液中のα-Syn測定がPDの早期診断に採用される日も遠くないであろう。

第2章 パーキンソン病の治療の現状

I．パーキンソン病治療の現状

　現在汎用されているパーキンソン病（PD）の治療法は、薬物療法（レボドパ、ドパミンアゴニストなど）、デバイス補助療法（DAT）である脳深部刺激療法（DBS）、MRガイド下集束超音波療法（MRgFUS）、そして、持続皮下注と持続経腸療法。さらにはリハビリテーション（運動療法、作業療法、言語療法・発話訓練など）である。

　これらの治療法を脳のつながり、すなわちネットワーク論から眺めてみると、レボドパは中脳の黒質から間脳の線条体へのドーパミン低下に対する補充療法を意味し、DBSは大脳基底核、視床下核、視床をそれぞれターゲットとして電気刺激により脳のネットワーク機能を調整しようとする物理療法である。

　他方、MRgFUSは、MRにガイドを受けながら超音波を脳の局所に収束させて微少な病変を作成し、ネットワーク経路の機能調節を行う療法である。

II．レボドパを中心とした現行の薬物療法

　治療の中心は、経口ないし経皮、あるいは経腸からのドーパミン補充である。その際の目標はできるだけ脳における濃度を一定に維持すること（持続的ドーパミン刺激：CDS）である。そのための手段として、線条体におけるドーパミンの維持を目指してMAO-B阻害剤（現在3種類）が使われる。一方、カテコール-O-メチルトランスフェラーゼ（COMT）は、中枢や末梢（肝臓や腎臓）にあって、カテコールアミンの不活化に作用するが、経口投与されたドーパミンは主に肝臓で不活化される。それを防ぐ目的でCOMT阻害剤（エンタカポンやオピカポン）が用いられる。経腸であれ、経皮であれ投与されたレボドパは血液脳関門（BBB）を通過して脳内に到達し、そこでドパ脱炭酸酵素（DDC）によってドーパミンに変換されるが、脳に到達する前に末梢で代謝されてしまう。それを防ぐためにDDC阻害剤（カルビドパやベンセラジド）が用いられる。

　以上がドーパミン代謝に関連するパーキンソン病(PD)の薬物療法の概要である。

それ以外の薬物療法として、ドーパミンアゴニスト、非ドーパミン系薬剤（アデノシンA2A受容体拮抗薬/イストラデフィリンやゾニサミド）がある。

III．パーキンソン病のリハビリテーションの現状と新局面

　リハビリテーション（リハビリ）とは語源的にいえば、re-（再び）+habilis（適した、常態）であり、端的にいえば、元への復帰である。すなわち「本来あるべき状態への回復」を目指す。医療の根源が病を治し、こころの安寧を図ることであってみれば、リハビリの目的も同様である。しかし、脳を現場とする多くの神経難病患者と対面してきた者としては、加齢もそうであるが、常に進行する疾患を抱えた患者のリハビリとは何かと考えざるを得ない。

　現在パーキンソン病（PD）患者のリハビリがおおむねどのようになされているかといえば、その大半は身体（筋力）機能回復と質の維持を目指すものである。しかし、近年はロボットスーツHALによる脳を変えていくとの意識を有す概念の変化があったり、新たに導入されたPDのリハビリ技法であるリー・シルバーマン療法（LSVT）なる新技法もその背景には、小脳を意識した技術の導入がなされようとしている。これらはこれまで筋肉と大脳基底核に偏重していたPDのリハビリの視点を大きく変換し、小脳や大脳に意識を移すきっかけを与えているようである。そういう時代が始まろうとしているのである。

　そこで、PDのリハビリを考える前にまずもって脳とは何か、心とは、魂とはと問い掛けてみる。しかし、誰しもすぐには答えられない。ヒントは、我が国の脳外科の開祖である中田瑞穂（新潟大学 脳神経外科教授）の著書『脳と心』に述べられている。心とは何かの問いに中田は「脳即心」と答えた。脳外科医であり、それもてんかん外科の開祖であった中田にしてみれば、目前の脳の中にこそ心が存在するのであり、形而上学、ましてや文学的な対象ではなかった。ところがその中田をしても、魂に関する言及はなされなかった。もちろんホトトギス派の俳人である中田は、魂の実態を実感し、理解していたに違いないのではあるが。

　古来魂は魂魄と称され、肉体が死滅して空に帰る精気を魂と称し、肉体に随伴して地に還るものを魄と称した。こうした霊気は「気」と称され、万物に宿るエネルギーであるとされた。その中田は、同じ著書の中で、脳のネットワーク機能に触れて、脳は一度経験すると二度と元へは戻れない。それこそが脳が有す適応力であり、

脳の可塑性の本態であると述べている。つまり、何か経験すると脳は元へ戻ることはできないが、常に融通無碍(ゆうずうむげ)な適応力を発揮して新たな世界へ進んでいくというのである。

　そうであるとすれば、進行する脳疾患におけるリハビリテーションとは何なのであろうか？　自らの変化を受容し、自分なりの希望に沿って新たな脳のネットワークを作り上げていく。それは、脳の可塑性に根差したリモデリングであり、それが脳のリハビリなのである。

Ⅳ．フレイルの概念

　近年米国のフリード（Fried L）らが2001年に提案したフレイル（frail：虚弱な）の概念の重要さが認識されるようになり、体重減少、活動の減少、活力低下、握力低下、歩行速度低下が重要な指標とされる。中でも活力低下はエネルギー代謝の低下を意味し、フレイルの中心現象である。神経難病医療に携わる著者（湯浅）は、フレイルには、加齢による一次性フレイルと、疾患に伴う二次性フレイルを区別した。そしてフレイルの3要素を、アパシー（apathy：無感動）とサルコペニア（転倒、咽(む)せ、食細り）と社会的引きこもり（孤食）であると考えた。

　さらに、フレイルには階層（フレイルピラミッド）があり、基本型はアパシーであると考えた。その上に身体的フレイル、そして社会的フレイルが相乗すると考えた。このアパシーこそは、うつでも不安でもなく、パッション（passion：感情）の減退、気力の喪失である。つまり、アパシーは魂（気力）の減退である。哲学者の湯浅泰夫は気とは人体が発するエネルギーであるとして、身体の働きを結ぶ、東洋医学の経絡にその道筋を求めた。

　脳の働きは脳のネットワークの中にその本質があり、これからの脳疾患のリハビリテーションは、リモデリングを目指して脳の新たなネットワークを創造することにあり、背景の疾患の如何(いかん)に関わらず希望を持って前に進めることである。

Ⅴ. 脳のネットワーク論に基づく
　　パーキンソン病のリハビリの実践

　以下にいくつかの自験例を紹介しながらパーキンソン病（PD）における小脳の重要性とリハビリ論を展開する。私が実に不思議に思ったことがある。それは随分昔のことであるが、新潟大学の旧病院の6階にあった神経内科の病棟に向かって階段を上っていた。すると後から勢いよく追い越していった人がいた。驚いてようやく病棟にたどり着くと先程の人が前を歩いていた。それは若年性PDの患者さんであり、脱兎のごとくに階段を駆け上ったのである。

　また、ある時千葉県パーキンソン病友の会で、世界PD卓球選手権大会にて優勝された患者さんがあり、それをきっかけにPDと卓球ということを調べてみた。また、ある時、小脳に出血を来したPD患者さんが、一命をとりとめ幸い血腫も吸収し、いざ退院という時に、PD症状が軽快していた。こうしたさまざまな体験から得られた結論は、大脳基底核と小脳はどちらか片方で働いているのではなく、両者が協調して働いているということであった。これをデュアル・コントロール・システムと称す。

　そうしたある日、小脳が欠損した高齢女性が紹介来院された。一見前屈姿勢で、動作は遅く手引きで歩く姿は、PD患者さんの姿。MRI（磁気共鳴画像法）で小脳欠損を確認したものの、いわゆる小脳性の運動失調は見られなかった。つまり小脳の働きの異常を示すとされる協調運動障害はなかった。そうした機能は脳のどこか別の部位で代償されていたのかもしれない。この例から分かるように、小脳がなければ早い運動はできない。外観的にはPDのような動作緩慢状態を呈すことと小脳欠損の関係性をどう説明する。ならば逆にPDの動作緩慢は果たして大脳基底核の症状なのかどうか？

　そこで、PDの運動症状が卓球（早い動き）で改善する理由を運動制御論から読み解いてみる。すると運動制御にはフィードバック制御とフィードフォワード制御がある。前者は、運動前野から運動意図が脊髄レベルに降りてきて実際の運動結果を踏まえて調整を加えていく制御システムである。他方、後者のフィードフォワード制御は、運動指令は小脳に入力されて、そこで脊髄から上ってきた最新の末梢から

の情報とすり合わせされ、新たな指令が直ちに脊髄へ伝えられる。これを予測的制御といい、極めて早い運動制御系である。大谷翔平選手の一発ホームランはこの制御系の賜物である。対して名手イチローの職人技は前者のフィードバック制御の賜物なのである。

　ここで再びパーキンソン病と卓球の話に戻り、そこで生じる脳のデュアル・コントロール・システムを外観してみる。ラリーやスマッシュなどの早い運動においては、小脳から視床の外側腹側核（VL）を介して、前頭葉の運動前野（premotor cortex）に入力すると直ちに中大脳動脈本幹（M1）を介して脊髄へ向かって運動が開始される。対してサーブなど企画された始動に関わる運動は、大脳基底核（BG）を介して、視床の内側腹側核（VM）を経て運動企画（SMA）へ送られタイミングを図りながら丁寧な運動が運航される。

　こうした大脳と基底核、そして小脳を加えた大きなネットワーク機能に裏付けられながら運動は運航されるのである。したがって、脳のリハビリを考える時は、こうした2つの制御系を考慮したプログラムを提供すべきなのである。

　当院で実施しているパーキンソン病の運動療法の一端を示す。小脳を鍛えることをモットーに、いくつかの試みを行っている。根本はPDでは、正常であるはずの小脳をしっかり使う運動療法を用いるということである。

　PDのリハビリでは、小脳を鍛えるべし。実施している試みは、マジックラダー、そして110テンポのリズムに乗って運動すること（早稲田の校歌と般若心経）、そして1分間速足歩行などである。いずれも小脳の制御系ネットワークを意識したリモデリングプログラムなのである。

　実際、大量のレボドパ服用から脱却し、ジスキネジア*やウェアリングオフ*から解放され、日常を送れるようにするにはどうすべきか深慮すべき時期が来たということであり、今こそがリモデリングによる新たなリハビリ時代の到来である。

　＊ジスキネジア：自分の意思とは無関係に身体が勝手に動いてしまうこと。不随意運動という身体の動きの問題の1つ。
　＊ウェアリングオフ：レボドパの効果が短くなり、薬が効いている時間と効いていない時間を繰り返す現象。

第3章　パーキンソン病の新時代とα-シヌクレイン

I．パーキンソン病の新たな治療戦略を目指して

　現在行われているパーキンソン病(PD)のドーパミン補充療法は根本療法ではない。
　それに対して、α-シヌクレイン（α-Syn）はPDのキー・タンパクである。なぜならそれはレビー小体の主要成分であるし、α-Syn遺伝子変異もPDの原因になるからである。PDにしろレビー小体型認知症(DLB)にしろ、さらに多系統萎縮症(MSA)では、α-Synが脳に蓄積する。こうした異常タンパクは取り除きたい。
　注意しなければならないのは、正常なα-Synから異常な（病的）α-Synをどう見分けるかである。正常α-Synがモノマー、オリゴマー、プロトフィブリルと重合し、βシート構造に変化する過程で細胞毒性を獲得していく。このプロセスに対応する治療を疾患修飾治療（DMT）という。
　ここで扱う新規の治療手段は、病的α-Synをターゲットにしなければならない。そして、ここでの治療は、病的α-Synを溜めないようにするか、あるいはいったん溜まったα-Synを取り除くかである。その時、目標は脳内に溜まっている病的α-Synか、あるいは全身、特に腸管に溜まっているα-Synがターゲットになる。
　MRガイド下集束超音波療法（MRgFUS）は、MRガイド下で脳の所定の部位に約1000本の超音波を集束させ、小さな凝固病変を作成して行うミクロ定位脳手術である。現在は主に視床をターゲットに本態性振戦やPDの振戦を中心に治療が行われる。今ここで紹介する病的α-Synを取り除く手段としてのMRgFUSは、同じ装置を使ってはいるが、全く違った目的への応用である。
　2021年スペインのオベソ（Obeso）らグループのガスカ-サラス（Gasca-Salas）らは、認知症を伴うパーキンソン病患者5名に対して、MRガイド下集束超音波治療（MRgFUS）と、マイクロバブルの静脈内投与の組み合わせ試験を実施した。その目的は、脳局所に一時的に血液脳関門（BBB）を開通させ、将来薬物送達をするためのツール開発試験であった。5人の患者を募集し、皮質病理が最も顕著である右頭頂-後頭-側頭皮質を対象とし、2～3週間間隔で2回の治療を実施した。そうして、認知症を伴うパーキンソン病におけるBBB破壊の安全性、実現可能性、可逆性を確認

し、重篤な臨床的・放射線学的副作用を検討した。5人の患者への10回施行中8回でガドリニウム増強によって示された頭頂-後頭-側頭接合部のBBBの開存が示された。すべての症例で副作用は見られなかった。結果、治療前から治療後にかけて、軽度の認知機能改善が観察された。アミロイドやフルオロデオキシグルコースPET（陽電子放出断層撮影）には大きな変化はなかった。こうしてPDDにおけるMRgFUS-BBB開存法は、安全で可逆的であり、繰り返し実施可能であるとした。今後PDD含め、他の神経変性疾患における認知症治療薬の送達のためのBBB開存に道を開く可能性が示されたのである[18]。

こうした技術開発は、突如として生まれたものでなく、これに関連する長年の経験と知見の集積があってできたと考える。

今後、ピンポイントに超音波を照射することで、特定の脳部位に選択的に薬物を送達する技術が確立され、がんや神経変性疾患に対する根本治療を行うための新たなプラットフォームとして期待される。

II．血液脳関門（BBB）

脳は外界から隔絶し、他の臓器と違って、血液脳関門（BBB）によって守られ、ある限られた物資だけしか脳には持ち込むことができない。脳血管に存在するBBBは、血液と脳実質とを隔てるバリアであり、血液から脳への外来異物の侵入を防ぐ。そのため、分子量が小さく脂溶性が高いごく限られた医薬品しか脳には到達できない。超音波とバブル製剤を用いた一時的なBBBオープニングによる脳への薬物送達が注目されている所以（ゆえん）である。

造影ガスを封入したバブル製剤を静脈内投与後、脳に超音波を照射することで、照射部位においてキャビテーションが発生し、それによってBBBの透過性が亢進し、さまざまな薬物を脳へ送達することができる。現在、この方法にて、プラスミドDNAおよびmRNAの脳送達に成功し、脳実質内でタンパク質を発現させられることが実証されている。

III. グリンパティック系（グリンパティック・システム）の障害と疾患

　血液脳関門（BBB）は、脳に広がる毛細血管とそれを取り巻くアストログリアからできていて、この構造をグリアによるリンパシステム、すなわちグリンパティック系と呼ぶ。ここは血液側から脳に運び込まれる物質に制限を掛けるとともに、脳内の老廃物を静脈に流し出す働きをなし、BBBの機能が破綻すると出血や脳浮腫を生じ、脳に炎症が波及する。

　脳の実質は、神経細胞とそれに付随する軸索や樹状突起など神経組織とそれを取り巻くミエリン、そしてグリア細胞（ミクログリア、アストロサイト、オリゴデンドロサイト）からなる。脳室表面には上衣細胞がある。毛細血管を取り囲むのはアストロサイトであり、脳の中はこれらの細胞でびっしり埋め尽くされていて、原則隙間はない。

　脳表を内側から軟膜、くも膜、そして硬膜が覆っているが、くも膜下腔と脳室には髄液があり、脳の緩衝液であるとともに脳におけるリンパ液の役目を担っている。昨今この髄液の生成と流出先（経路）が問題になっているが、かつて正常圧水頭症の研究（厚労省研究班）を進めていた中で、髄液の流れに関するいくつかの興味深い結果が報告され、特発性正常圧水頭症（iNPH）の3分の1には併存するさまざまな神経疾患（進行性核上性麻痺やパーキンソン病やレビー小体型認知症など）が随伴しており、これらは2次性水頭症と考えられた。

　次に、脳室の髄液がどこで産生されてどこで吸収されるかとの論議がなされ、当時は脈絡叢から産生されると考えられていたが、現在では、その考えはやや劣勢で、脳の莫大な量の毛細血管から流れ込むとの意見が大勢を占める。

　そして、アクアポリン（AQP4）4染色を用いた研究結果からは、脳室上衣直下のアストログリアから脳深部の毛細血管へ向かうアストログリアの隊列があって、その水チャネルであるアストログリアのAQP4には極性があって、水は脳室上衣細胞から発し、脳深部白質における毛細血管から吸収されて脳から出ていくという結果であった。ただしiNPHの剖検脳では、最小動脈に強い硬化像があり、その周辺に浸潤するアストログリアのAQP4は消失していた。

つまりここにおいて、iNPHでは、髄液の排出先である毛細血管に大きな問題があったのである。現在では、髄液は、篩板から嗅神経とともに髄外に出て鼻腔粘膜下のリンパ管に回収されるとか、三叉神経やほかの脳神経を介する経路が考えられている。

こうした見解に先んじて髄液の吸収先に関する古典的研究がなされており、大阪大学解剖学の橋本一成教授は、関西の鍼灸学会の先生方と、ツボと称される部位を詳しく調べたところ、そこには、末梢神経の髄鞘周囲の髄液溜まりがあったとし、全身のリンパ液の源流に髄液がつながっているとの見解を述べている[19]。

IV．遺伝性脳小血管病（CADASIL）

遺伝性脳小血管病（CADASIL）はNOTCH3遺伝子変異で発症する脳小血管病であり、再発性の脳梗塞や認知症、片頭痛等の症状を認めMRIにて多発する小梗塞やラクナ梗塞を来たす。筆者（湯浅）が最初に出会った患者さんは、熊本南病院で植川先生から教わったのであるが、認知機能障害とMRIにて側頭葉極白質病変が特異的であった。その後研究が進み新潟大学（小野寺理ら）にて遺伝子が同定された[20]。一般的には家族歴があり、前兆を伴う偏頭痛が30歳前後から生じ、脳梗塞と気分障害・うつ症状は40〜60歳くらいに生じる。認知症は50〜60歳で発症する。診断は、近年では、皮膚生検の電顕所見であるオスミウム好性顆粒状物質（GOM）で診断が確定する。GOM内部にNOTCH3受容体の細胞外ドメインが含まれる。

これとは別に頭部脱毛と腰痛を伴う白質脳症が報告され（福武敏夫）[21]、その後HTRA1遺伝子変異を認められて、常染色体劣勢遺伝性脳動脈症（CARASIL）と命名された。

こうした白質脳症の意義は、脳におけるグリンパティック系異常症という視点からすれば、血管側からの異常とアストロサイト側の異常の両面からBBBに対する病態を俯瞰すべきとの立場を与えることにある。そうした時にグリンパティック系を標的とする治療法として血管周囲腔ドレナージを活性化する薬剤（シロスタゾール）であるとかCARASILに対する降圧剤カンデサルタンが有望との知見も出されていて（小野寺理ら）、そうしたことはいずれパーキンソン病（PD）のα-Synの伝播（プロパゲーション）制御に関する治験を進める原動力となろう。

こうしたグリンパティック系は、主に睡眠中に機能し、覚醒中はほとんど機能し

ないことが知られていて、β-アミロイドを含む神経毒性を持つ老廃物の排出に睡眠が必要である。睡眠リズムを正常に維持することが必要とされる理由がここにある。

V．パーキンソン病と睡眠障害の背景

　パーキンソン病（PD）の外来において、生活が昼夜逆転する患者は日常茶飯であり、介護する家族の大きな負担にもなっている。なぜ昼夜逆転するかといえば、そもそも人類の体内時計の周期は1日が25時間であり、地球の周期は24時間で、どうしても1日1時間ずつ地球が先へ進むのである。したがって2週間もすれば誰でも昼夜逆転するのである。多くの場合、若い人であれば仕事があって、生活リズムを整えるチャンスがあるが、高齢のパーキンソン病患者ではそれがうまくいかない。
　視床下部にあるオレキシンは胃のグレリンと脂肪組織からのレプチンの作用でバイモダールに調節されている。グレリンが増えると食欲が増加し、オレキシンが減少し、レプチンが増えると食欲が低下してオレキシンは増加する。こうした視床下部におけるオレキシンの増減によって、睡眠が管理される。この視床下部にα-Synが沈着し、体重の減少や睡眠障害が引き起こされる。
　ペリー病は一見痩せたPD症候群を呈す家族性の疾患であるが[22]、この疾患では視床下部にTDP-43が沈着し、アパシーを来たし激やせする。

VI．パーキンソン病の新規診断技術

a) 微量シヌクレインを体液から検出

　プリオン病研究班々員であった長崎大学の佐藤克也は西田教行らと、髄液から微量なプリオンタンパクを検出する方法を考案した。RT-Quic法である。彼らはその方法をレビー小体型認知症の脳、そして髄液に応用してα-Synのオリゴマーの検出に成功した[23]。
　それを受けて順天堂大学の奥住文美らは、270人のシヌクレイノパチー患者の血清にRT-Quic法を応用し、レビー小体型認知症患者の90％、多系統萎縮症患者の64％、レム睡眠異常症候群患者の44％にα-Synシードが検出できたとした[24]。こうした方法は今後パーキンソン病（PD）関連の疾患の早期診断や治療経過の判断にも応用が広がる可能性があり革命的な変化をもたらすかもしれない。

b) α-シヌクレインの PET 画像化に成功（18F-C05-05PET）

　国立研究開発法人 量子科学技術研究開発機構の遠藤浩信らは、世界で初めて α-Syn 沈着病変の可視化に成功し、沈着量と運動症状の重症度の相関を得て、本 PET 薬剤「18F-C05-05PET」が病気診断、進行度の判断、薬開発に利用できると報告した。

　遠藤主任研究員らは、これまで多系統萎縮症で α-Syn の画像化に成功していた。しかし、蓄積量が格段に少ないパーキンソン病やレビー小体型認知症での画像化には至らず、今回新たに開発された PET 試薬によって、病気の進行度を客観的に評価できるとした。加えて今後治験薬の効果判定にも利用できると考えられ今後の発展が期待される[25]。

第4章 β-シヌクレインの役割

I. β-シヌクレイン（PNP-14）の運命

　最初にお話しした発見の歴史から分かるように、β-シヌクレイン（β-Syn）すなわちPNP-14は、100度でボイルするという不思議な過程を経てこの世に誕生した。それは牛の脳から抽出されたもので、それに立ち会ったのが中谷一泰（Nakaya K）らであった。その生誕のドラマは、多くの科学者を触発し、中でも英国ケンブリッジ大学のゲダート（Goedert M）は、同じ手法を用いてヒトの脳から抽出した分子をα-シヌクレイン（α-Syn）と命名した。

　ここにおいて神はこの2種類のタンパクを世に送ったのである。α-Synは特にそうであるが、パーキンソン病やレビー小体型認知症、そして多系統萎縮症の重要なタンパクとして広く認知されている。

　他方β-シヌクレイン（β-Syn）やγ-シヌクレインの生理学的役割は必ずしも明確ではない。しかし、β-Syn（PNP-14）に関しては今ようやくその意義が明らかになろうとしている。それも大きな働きが。

　こうしたβ-Syn（PNP-14）であれ、α-Synであれ、熱に強いタンパクは一般にシャペロンと呼ばれる。シャペロンは、生命体を構成するタンパクが、折りたたまれて機能を発揮するのを助ける。シャペロン自身は熱に強くヒートショックタンパク（例えばHSP40など）と呼ばれる一群のタンパクである。本章ではそうしたβ-Syn（PNP-14）の働きを見ていく。

II. β-シヌクレイン（PNP-14）の役割

(1) β-シヌクレインの働き

　β-シヌクレイン（β-Syn）は、β-シヌクレイン遺伝子（SNCB）によってコードされる。これは主に脳組織、特にシナプス前末端に存在し、大脳新皮質、海馬、線条体、視床、小脳に広く発現し、シナプスを介した脳の可塑性に関与するとされ、学

習や記憶に深く関わる。

　パーキンソン病に特徴的とされるレビー小体にはα-シヌクレイン（α-Syn）が蓄積するが、そこにはβ-Syn は関わらない。しかし、β-Syn はα-Syn と相乗的、あるいは拮抗的な働きをなし、α-Syn とは独立して働く。その生理的作用としては、β-Syn は神経伝達物質の放出の調整、あるいは、酸化ストレスからの保護、α-Syn の凝集抑制など極めて重要な役割を果たすと推定される。

　神経系を離れてもβ-Syn は、分子シャペロンとしての働き、アポトーシスの媒介、細胞内金属レベルの調節、タンパク分解経路への関わりなど広汎な働きを担うと考えられている。

（2）シヌクレイノパチーの広がり

　ハレルフォルデン-スパッツ症候群/脳鉄蓄積を伴う神経変性症 1 型（NBIA1）は、失調、パーキンソニズム、脳における鉄の沈着を特徴とする常染色体劣性疾患である。神経病理学的には淡蒼球、赤核、黒質における神経細胞消失、グリオーシス、鉄沈着を特徴とする。

　この NBIA1 の病変は軸索のスフェロイドであるが、レビー小体様神経細胞内封入体、グリア封入体、まれに神経原線維変化も生じる。こうした構造にレビー小体様封入体、グリア封入体、スフェロイドにα-シヌクレイン（α-Syn）が集積するとともに、スフェロイドにはβ-シヌクレイン（β-Syn）とγ-シヌクレイン（γ-Syn）の免疫反応が陽性であるのに対し、レビー小体様封入体やグリア封入体では検出されなかった。こうした結果は、α-Syn、β-Syn、γ-Syn が NBIA1 の病態に関与していることを示唆しており、神経変性シヌクレイノパチーの概念の広がりを意味する。

（3）β-シヌクレイン（PNP-14）は、アルツハイマー病のバイオマーカーたるか

　アルツハイマー病（AD）のバイオマーカーとしては、髄液中のアミロイドβ42 が用いられ、発症の 10 年近く前から減少する。また、画像診断としては、アミロイド PET やタウ PET なども広まってきている。AD では早期から老人斑の存在に注目が集まっているが、β-シヌクレイン（β-Syn）が AD の老人斑の非アミロイド成分であり、またシナプス前の成分であることからその測定はシナプス変性のバイオマーカーとして期待される。AD 患者の髄液中のβ-Syn の上昇が最初に検出されたのは、

髄液と血液の両方に適用できる免疫沈降質量分析（IP-MS）法の開発があったからである。特に、β-Syn のレベルが AD 患者の血液中でも有意に高いことを示した。この研究は、β-Syn を AD の最初の血中バイオマーカーと位置づけた。特に注目されたのは、β-Syn が前臨床 AD ですでに変化しており、血漿リン酸化タウ（p-tau）181 よりも早く上昇していたことである。

β-Syn は現在までのところ、AD におけるシナプス変性の唯一の検出可能な血液バイオマーカーで、質量分析法から免疫検出法に切り替えたことで、より大規模な研究コホートにおける β-Syn 定量への道が開けた。

（4）β-シヌクレインと病原性

ここでは橋本款らの基礎研究の一端を紹介する。β-シヌクレイン（β-Syn）は、脳内に豊富に存在するシナプス前リン酸化タンパク質であり、α-シヌクレイン（α-Syn）と違って、アルツハイマー病患者の脳内のアミロイドの塊中に存在するアミロイド領域の疎水性非アミロイド β 成分の大部分を欠いているために、β-Syn は不溶性の凝集体を形成しにくい。β-Syn は α-Syn に対して保護的な役割を担っている可能性が示唆される。β-Syn トランスジェニック（tg）マウスにおいて、β-Syn tg マウスと交配するか、あるいはウイルスを介した移植によって β-Syn を過剰発現させると、レビー小体様封入体の形成など運動機能障害が改善される。ここで、多価不飽和脂肪酸は α-Syn のオリゴマー化を促進するが、β-Syn によって抑制された。

β-Syn のミスセンス変異、P123H と V70M が、家族性レビー小体型認知症（家族性 DLB）と散発性認知症に関連している。β-Syn の変異体は、α-Syn による神経毒性に対する防御機能を失った可能性がある。

橋本らは、レビー小体型認知症（DLB）に連鎖する P123H β-Syn の神経病理を、tg マウスの解析を通して調べた。その結果、P123H β-Syn を発現する tg マウスでは、アストログリオーシスと行動異常を伴う神経病態を現した。さらに、P123H β-Syn tg マウスの神経病理学は、α-Syn ノックアウト（KO）マウスとの交配によって有意な影響を受けなかった。一方、P123H β-Syn tg マウスと α-Syn tg マウスの交配では、神経細胞の減少やドーパミン作動性障害などを呈した。これらの結果は、P123H β-Syn はそれ自体で病態を来たし、α-Syn と協力して神経変性を増強することが示唆された。

以上のように、α-Syn の変異の発見は、パーキンソン病やレビー小体型認知症な

どのα-シヌクレイノパチーの病態解明に大きく貢献した。一方、β-Synの変異についてはあまり注目されてこなかった。

橋本らの研究結果では、レビー小体型認知症に連鎖するP123H β-Synを発現するtgマウスが、軸索の膨潤、アストログリオーシス、行動異常を特徴とする進行性の神経変性を発症し、運動障害よりも記憶障害が顕著であった。さらに、P123H β-Syn tgマウスとα-Syn tgマウスの交配は、神経変性が増強した。

これらの結果は、P123H β-Synが病原性であり、病原性α-Synと協力して脳における神経変性を刺激することを示唆した。

（5）第4章のまとめ

中谷らの発見の意義をまとめる。

① 中谷らが発見したPNP-14は、現在ではβ-シヌクレイン（β-Syn）と呼ばれるタンパク質である。熱に強く、ボイルしても固まらない性質を有す。

② 生体内にあって、こうした熱に強いタンパク質は、一般にシャペロンと呼ばれるものに多く、他のタンパクの形状維持と働きを助ける。

③ シヌクレインには、α、β、γの3つの分子種があるが、α-シヌクレイン（α-Syn）は、神経終末のシナプスでシナプス小体の働きを助け、そのアミノ酸配列の中にNAC（アルツハイマー病〈AD〉と関連する非アミロイド分子）を内在する。

④ それに対して、β-Syn（PNP-14）は純粋にシャペロンとして働き、シナプスのトランスミッションには直接関わらない。しかし、β-Synのシャペロン作用は、神経終末でのシナプス機能維持に極めて重要であり、β-Synの品質管理に障害があると、α-Synの働きも阻害されてパーキンソン病（PD）の発症につながり、さらには、NACの管理が不十分になるとADの発症などにつながる。

⑤ こうしたβ-Syn（PNP-14）の発見がなかったら、α-Synの同定も遅れたであろう。なぜならPDにおいてはPNP-14の発見がその後のα-Synの発見とシヌクレイノパチーの発展の礎を造った訳であるから。

⑥ そして、今後、ともするとわき役に甘んじていたβ-Synのシャペロン機能の重要性が見直されてくる時には、パーキンソン病発症予防をはじめその他の熱に強いタンパク群が持つ病態形成（そして予防）に関わる意義がより明確になるであろう。その時こそがPNP-14発見の真価が理解される時である。

参考論文 (第1部)

Hanafusa H., Halpern C. C., Buchhagen D. L., and Kawai S.(1977) Recovery of avian sarcoma virus from tumors induced by transformation-defective mutants. J. Exp. Med. 146：1735-1747.

Nakajo S., Omata K., Aiuchi T., Shibayama T., Okahashi I., Ochiai H., Nakai Y., Nakaya K., and Namamura Y.(1990) Purification and characterization of a novel brain-specific 14-kDa protein. J. Neurochem. 55：2031-2038.

Chou S., Kaneko M., Nakaya K., and Nakamura Y.(1990) Induction of differentiation of human and mouse myeloid leukemia cells by camptothecin. Biochem. Biophys. Res. Commun. 166：160-167.

Maroteaux L., Campanelli J. T., and Scheller R. H.(1988) Synuclein：A neuron-specific protein localized to the nucleus and presynaptic nerve terminal. J. Neurosci. 8：2804-2815.

Tobe T., Nakajo S., Tanaka A., Mitoya A., Omata K., Nakaya K., Tomita M., and Namamura Y.(1992) Cloning and characterization of the cDNA encoding a novel brain-specific 14-kDa protein. J. Neurochem. 59：1624-1629.

Shibayama-Imazu T., Okahashi I., Omata K., Nakajo S., Ochiai H., Nakai Y., Hama T., Namamura Y., and Nakaya K. (1993) Cell and tissue distribution and developmental change of neuron specific 14 kDa protein (phosphoneuroprotein 14). Brain. Res. 622：17-25.

Nakajo S., Tsukada K., Omata K., Namamura Y., and Nakaya K.(1993) A new brain-specific 14-kDa protein is a phosphoprotein：Its complete amino acid sequence and evidence for phosphorylation. Eur. J. Biochem. 217：1057-1063.

Nakajo S., Shioda S., Nakai Y., and Nakaya K.(1994) Localization of phosphoneuroprotein 14 (PNP 14) and its mRNA expression in rat brain determined by immunocytochemistry and in situ hybridization. Mol. Brain Res. 27：81-86.

Jakes R., Spillantini M. G., and Goedert M.(1994) Identification of two distinct synucleins from human brain. FEBS. Letters. 345：27-32.

Shibayama-Imazu T., Ogane K., Hasegawa Y., Nakajo S., Shioda S., Ochiai H., Nakai Y., and Nakaya K.(1998) Distribution of PNP14 (β-synuclein) in neuroendocrine tissues：localization in Sertoli cells. Mol. Reproduc. Develop. 50：163-169.

Nakajo S., Shimizu T., Shinkawa K., Nakaya K., and Namamura N.(1983) Purification and partial characterization of two cyclic AMP-independent protein kinases from AH-66 hepatoma cells. Biochem. Biophys. Res. Commun. 113：1010-1017.

Polymeropoulos M. H., Lavedan C., Leroy E., Ide S. E., Dahejia A., Dutra A., Pike B., Root H., Rubenstein J., Boyer R., and Stenroos E. S., Chandrasekharappa S., Athanassiadou A., Papapetropoulos T., Johnson W. G., Lazzarini A. M., Duvoisin R. C., Di Iorio G., Golbe L. I., and Nussbaum R. L.(1997) Mutation in the alpha-synuclein gene identified in families with Parkinson's disease. Science. 276：2045.

Hashimoto M., Rockenstein E., Mante M., Mallory M., and Masliah E.(2001) β-Synuclein inhibits α-synuclein aggregation：a possible role as an anti-parkinsonian factor. Neuron. 32：213-223.

Ueda K., Fukushima H., Masliah E., Xia Y., Iwai A., Yoshimoto M., Otero D. A. C., Kondo J., Ihara Y., and Saitoh T.(1993) Molecular cloning of cDNA encoding an unrecognized component of amyloid in Alzheimer disease. Proc. Natl. Acad. Sci. USA. 90：11282-11286.

Ohtake H., Limprasert P., Fan Y., Onodera O., Kakita A., Takahashi H., Bonner L. T., Tsuang D. W., Murray I. V. J., Lee V. M.-Y., Trojanowski J. Q., Ishikawa A., Idezuka J., Murata M., Toda T., Bird T. D., Leverenz J. B., Tsuji S., and La Spada A. R.(2004) β-Synuclein gene alerations in dementia with Lewy bodies. Neurology. 63：805-811.

Fujita M., Hagino Y., Takamatsu Y., Shimizu Y., Takamatsu Y., Ikeda K., and Hashimoto M.(2018) Early manifestation of depressive-like behavior in transgenic mice that express dementia with Lewy body-linked mutant β-synuclein. Neuropsychopharmacol. Rep. 38：95-97.

Ninkina N., Millership S. J., Peters O. M., Connor-Robson N., Chaprov K., Kopylov A. T., Montoya A, Kramer H., Withers D. J., and Buchman V. L.(2021) β-Synuclein potentiates synaptic vesicle dopamine uptake and rescues dopaminergic neurons form MPTP induced death in the absence of other synucleins. J. Biol. Chem. 297：101375-101390.

Carnazza K. E., Komer L. E., Xie Y. X., Pineda A., Briano J. A., Gao V., Na Y., Ramlall T., Buchman V. L., Elier D., Sharma M., and Burre J.(2022) Synaptic vesicle binding of α-synuclein is modulated by β- and γ-synucleins. Cell. Rep. 39：110675-110717.

Crews L., Tsigelny, I., Hashimoto M., and Masliah E.(2009) Role of synucleins in Alzheimer's disease. Neurotox. Res. 16：306-317.

Bate C., Gentleman S., and Williams A.(2010) α-Synuclein induced synapse damage is enhanced by amyloid-β_{1-42}. Mol. Neurodegener. 5：55-64.

参考論文　(第 2 部)

1. Schneider SA, Alcalay RN.(2017)Neuropathology of genetic synucleinopathies with Parkinsonism：Review of the literature. Mov Disord. 32（11）：1504-1523.
2. Kitada T, Asakawa S, Hattori N, et al.(1998) Mutations in the parkin gene cause autosomal recessive juvenile parkinsonism. Nature. 392（6676）：605-8.
3. Valente EM, Abou-Sleiman PM, Caputo V, et al.(2004)Hereditary early-onset Parkinson's disease caused by mutations in PINK1. Science. 304（5674）：1158-60.
4. Kumazawa R, Tomiyama H, Li Y, et al.(2008) Mutation analysis of the PINK1 gene in 391 patients with Parkinson Disease. Arch Neurol. 65（6）：802-8.
5. Alessi DR, Sammler E.(2018) LRRK2 kinase in Parkinson's disease. Science. 360（6384）：36-7.
6. Greenamyre JT, Betarbet R, Sherer TB.(2003) The rotenone model of Parkinson's disease：genes, environment and mitochondria. Parkinsonism Relat Disord. 9 Suppl 2：S59-64.
7. Balestrino R, Schapira AHV.(2018) Glucocerebrosidase and Parkinson Disease：Molecular, Clinical, and Therapeutic Implications. Neuroscientist. 24（5）：540-59.
8. Kalia LV, Kalia SK, Lang AE.(2015) Disease-modifying strategies for Parkinson's disease. Mov Disord. 30（11）：1442-50.
9. Ritz B, Ascherio A, Checkoway H, et al.(2007) Pooled analysis of tobacco use and risk of Parkinson disease. Archives of neurology. 64（7）：990-7.
10. Ishikawa A, Miyatake T.(1993) Effects of smoking in patients with early-onset Parkinson's disease. J. Neurol Sci. 117（1-2）：28-32.
11. Park M, Ross GW, Petrovitch H, et al.(2005)Consumption of milk and calcium in midlife and the future risk of Parkinson disease. Neurology. 64（6）：1047-51.
12. Yang F, Lagerros YT, Bellocco R, et al.(2015) Physical activity and risk of Parkinson's disease in the Swedish National March Cohort. Brain. 138（Pt 2）：269-75.
13. Burré J, Sharma M, Südhof TC.(2018) Cell Biology and Pathophysiology of α-Synuclein. Cold Spring Harb Perspect. Med. 8（3）：a024091.
14. Braak H, Tredici KD, Rüb U, et al.(2003) Staging of brain pathology related to sporadic Parkinson's disease. Neurobiology of aging. 24（2）：197-211.
15. Wakabayashi K, Takahashi H, Takeda S, et al.(1988) Parkinson's disease：the presence of Lewy bodies in Auerbach's and Meissner's plexuses. Acta Neuropathologica. 76（3）：217-221.
16. Lionnet A, Leclair-Visonneau L, Neunlist M, et al.(2018) Does Parkinson's disease start in the gut? Acta Neuropathologica. 135（1）：1-12.
17. Brundin P, Melki R.(2017) Prying into the Prion Hypothesis for Parkinson's Disease. Journal of Neuroscience. 37（41）：9808-18.
18. Gasca-Salas C, Fernández-Rodríguez B, Pineda-Pardo JA. et al.(2021) Blood-brain barrier opening with focused ultrasound in Parkinson's disease dementia. Nat Commun. 12（1）：779. doi：10.1038/s41467-021-21022-9.
19. 橋本一成．(2003)中国医学でいう経絡とは何か-電子顕微鏡と人体解剖とが千古の謎に迫る-．ミクロスコピア．20：111-3．
20. 上村 昌寛，小野寺 理．(2019) Glymphatic system と脳小血管機能不全．日本内科学会雑誌．108（3）：582-6．
21. 福武敏夫，服部孝道，北 耕平ら．(1985)家族性・若年発症の"Binswanger 病様脳症"に頭部びまん性脱毛と腰痛を伴う一症候群について．臨床神経．25：949-55．
22. Tsuboi Y, Mishima T, Fujioka S.(2021) Perry Disease：Concept of a New Disease and Clinical Diagnostic Criteria. J Mov Disord. 14（1）：1-9.
23. Sano K, Atarashi R, Satoh K, et al（2018）Prion-Like Seeding of Misfolded α-Synuclein in the Brains of Dementia with Lewy Body Patients in RT-QUIC. Mol Neurobiol. 55（5）：3916-30. doi：10.1007/s12035-017-0624-1. Epub 2017 May 26.
24. Okuzumi A, Hatano T, Matsumoto G, et al.(2023)Propagative α-synuclein seeds as serum biomarkers for synucleinopathies. Nat Med. 29（6）：1448-55.
25. Endo H, Ono M, Takado Y, et al.(2024) Imaging α-synuclein pathologies in animal models and patients with Parkinson's and related diseases. Neuron. 112（15）：2540-57. e8. doi：10.1016/j.neuron.2024.05.006. Epub 2024 Jun 5.

終わりに

　私達がタンパク質 PNP-14(ベータ・シヌクレイン)を 1990 年に発見して 10 年後くらいから、パーキンソン病がどのようにして起きるかという研究が急速に進んでいます。しかし、脳は身体の最後の秘境といわれており、構造や働きが分かっていないことが多い組織です。私達が認知症に対する研究を始めたきっかけは、そういう組織では身体の他の部分には存在しないタンパク質が働いている可能性があると予想し、脳にしかないタンパク質を発見しようと考えたからです。

　その当時はもちろん、人間の脳を使うことは不可能でしたから、ネズミ(ラット)の脳を使おうと思いましたが、それも、実際には容易ではありませんでした。そうした中、私達は、アメリカの大学でネズミの脳のタンパク質の研究をされていた同じ昭和大学の医師や、脳のいろいろな組織の構造や働き方を研究していた医学部の教授や、アメリカのエール大学で赤血球の膜に存在しているタンパク質を世界で初めて精製していた薬学部の教授などの方々に教えてもらったり、助けてもらったりしました。

　また、がんは遺伝子が悪化して発症することを動物を使って世界で初めて証明したアメリカ・ロックフェラー大学の花房秀三郎教授からも励ましを受けていました。そういう環境に恵まれていたおかげで、PNP-14(ベータ・シヌクレイン)を発見・精製できたのだと思います。

　パーキンソン病が進んで発症するといわれているレビー小体型認知症では、アルツハイマー病の特徴であるアミロイドベータが凝集した老人斑やタウの凝集物が出現しています。また、アルファ・シヌクレインによる神経伝達の機能障害をベータ・シヌクレインが改善するということになると、ベータ・シヌクレインはパーキンソン病だけではなくアルツハイマー病の発症や進行を防ぐ可能性も出ています。

　本書は、朝日新聞の医療の編集委員を長く続けられ、医療ジャーナリストとして多数の本を執筆されている田辺功氏が、私の話を聞いてわかりやすくまとめたものです。また、現在も認知症の治療に関わり、日本早期認知症学会の会長を務められ、たびたび認知症関係の学会に関与されてきた湯浅龍彦医師からも激励していただきました。

　奇跡的なタンパク質、PNP-14(ベータ・シヌクレイン)の発見が、アルファ・シヌクレインの発見をもたらし、未知の岩盤をくだき、今後の難病の治療研究にまっしぐらに到達できる知恵となったことは望外の喜びです。

2024 年 9 月　　中谷一泰

結びの言葉として

　今ここに、PNP-14（ベータ・シヌクレイン）の中谷一泰氏の発見から始まる物語も終わろうとしている。一つの小さな発見が世界に向けて次々と広がるさまは、まさにバタフライ効果として知られている複雑系の姿そのままであり、そこに多くの疾患、多くの科学者、そして多くの人々を巻き込みながら広がっていった物語がある。

　こうした人々の心を繋ぐ働きを共感というが、それはまた人々の心のネットワークに生じた摩訶不思議な現象である。脳の中に発達した、互いを思いやる共感の背景に、ミラーニューロンというシステムがある。そのシステムの背景には無数のシナプスがあり、それを支えるのがまた、PNP-14をはじめとするシヌクレインの仲間である。本書で語った、あるいは語れなかった多くの事態が、PNP-14（ベータ・シヌクレイン）の発見から始まったとなると、これはもはや神がかった話として理解する以外他になかろうと思うのである。

　人々を思いやる心、憐憫の情は医療の原点である。医療の目的は、病を治し、心を癒すことである。空海は、仏法の根本は慈悲であるとし、大慈楽与、大悲苦抜と唱えた。その意は、仏の慈しみは人々を幸せにし、仏の悲しみは人々の苦しみを癒すということである。

　そうした慈悲を称して、中村元（大正元年松江市殿町に出生、インド哲学者・仏教学者）は、37歳の時、『宗教における思索と実践』において「慈悲とは愛憎を越えた絶対の愛」であると述べた。ならば絶対の愛をどう理解し実践すべきかとなると再び答えに窮する。その答えを永井隆博士（明治41年松江市生まれ、旧制松江中学校・長崎医科大学卒、長崎で被爆、43歳で逝去）に求めた。放射線科の医師であった永井は、その瞬間に事態を察知し、被爆直後の長崎市内を救援活動で巡回した。後年、白血病に冒された永井は「如己堂」と称す庵に身を横たえて、訪れる市民と語らった。「如己愛人」己の如くに人を愛す、これが、永井博士の絶対愛の実践道であった。

　かくして空海の説く慈悲は、絶対愛を介して、医療の根幹である共感に通じる。医療がアートでなければならないと言われる所以もまた単に技術ではなく、絶対愛に裏打ちされた魂の力がなければならないということなのである。

　心の根源を為す脳の仕組みの根本に中谷らのPNP-14（ベータ・シヌクレイン）が存在したとなれば、これぞ正に金字塔と称すべきものである。

2024年9月12日　鎌ヶ谷にて　　湯浅龍彦

目を離せませんね、パーキンソン病

　よく知っているはずの病気が実はその病気の全体でなく、ほんの一部分だったというのが一番の驚きでした。病気はパーキンソン病です。薬学の中谷一泰先生、臨床医の湯浅龍彦先生の話を聞くたびに、病気の深さ、不思議さを感じたものでした。

　中谷先生のチームが脳から見つけたタンパク質ベータ・シヌクレイン（PNP-14）が壮大なこのドラマの出発点でした。その4年後、英国の研究者が構造の似たアルファ・シヌクレインを報告します。分かってきたのは両方のシヌクレインは末梢から脳までの神経細胞の先端にあり、神経伝達を担っています。しかも、驚くことにアルファには殺し屋、ベータにはアルファを抑える防衛役という別の働きがあったことです。何らかの原因でベータが機能を失うと、異常になったアルファの凝集した塊のレビー小体ができ、その神経細胞は死んでしまいます。

　私の認識では、脳の黒質細胞が死んで神経伝達物質が不足し、手足の震えなどの運動障害症状が始まる病気がパーキンソン病でした。レビー小体が原因ですが、実はパーキンソン病はその何年も前から始まっていたのだ、と今回初めて知りました。レビー小体はまず腹部の神経細胞にでき、立ちくらみや便秘、排尿障害などを起こします。さらに隣接の神経細胞に感染し、次々と殺しながら上昇し、黒質などの脳の神経細胞まで旅するというのですから本当に不思議です。

　パーキンソン病が進行して大脳皮質にもレビー小体ができると認知症になります。なぜか黒質にはできずに大脳皮質にできた人は、レビー小体型認知症になります。そればかりか認知症の多くを占めるアルツハイマー病にもレビー小体が見つかっています。

　パーキンソン病の症状を抑える薬はありますが、治すわけではなく、何年か経つと効果も落ちていきます。中谷先生や湯浅先生は、シヌクレイン薬に期待しています。ベータ・シヌクレインの機能回復・機能強化薬、あるいはアルファ・シヌクレインの異常修正薬などでしょうか。そうした薬はアルツハイマー病にも効く可能性があります。

　そうそう、薬に頼らない治療法もありました。世界的には卓球ですし、湯浅先生が勧める「歌いながら歩く」治療法は誰でも簡単に実行できます。

　不思議なパーキンソン病、その研究の発展に目が離せません。

2024年10月10日　　田辺　功

●中谷一泰（なかや・かずやす）
　分子生物学者、理学博士。新潟県立新潟高校卒業、早稲田大学第一理工学部応用化学科卒業、東京工業大学理学部化学科大学院修了。昭和大学薬学部専任講師、助教授を経て、1991年昭和大学薬学部教授。2004年新潟薬科大学応用生命科学部教授。2010年横浜薬科大学教授。現在、昭和大学名誉教授、新潟薬科大学名誉教授。日本神経化学会功労会員、日本生化学会評議員。東京工業大学、昭和大学、新潟薬科大学、シカゴ大学、ロックフェラー大学でがんや神経の研究を約40年間行い、約200の研究論文や総説を発表。1990年、昭和大学でパーキンソン病やアルツハイマー病を防いでいる可能性のあるタンパク質、ベータ・シヌクレイン（PNP-14）を発見。著書（共著含む）に、『生命現象の化学』（講談社）、『生化学の理論』（三共出版）、『NEW　生化学』（廣川書店）、『がん予防時代』『ストップ！認知症』（ともに西村書店）など、監訳書に『カラー生化学』（西村書店）がある。

●田辺功（たなべ・いさお）
　医療ジャーナリスト、医療コンサルタント。医療広報会社ココノッツ特別顧問。1968年東京大学工学部航空学科卒業、朝日新聞社入社。1990～2008年東京本社編集委員（医療・医学担当）。主な著書に『漢方薬は効くか』『ドキュメント医療機器』（ともに朝日新聞社）、『ふしぎの国の医療』（ライフ企画）、『心の病は脳の傷』『お医者さんも知らない治療法教えます』3部作、『かしこい患者力』（いずれも西村書店）、『40才からの頭の健康診断　脳ドック最新版』（福島孝徳と共著、西村書店）など。

●湯浅龍彦（ゆあさ・たつひこ）
　鎌ケ谷総合病院 千葉神経難病医療センター・脳神経内科 センター長。1970年信州大学医学部卒業、1982年国立療養所西小千谷病院内科医長、1989年新潟大学神経内科助教授、1992年東京医科歯科大学神経内科助教授を経て、1995年国立精神神経センター国府台病院神経内科部長。2006年徳島大学臨床教授を併任し、2009年より現職。共著に『神経・筋疾患摂食・嚥下障害とのおつきあい』（全日本病院出版会）、『ダイナミック神経診断学』（西村書店）、『21世紀の神経免疫学』（医歯薬出版）、編著に『目で見るプリオン病』（新興医学出版社）、監訳に『髄膜炎の100章』（西村書店）などがある。

日本人発見の不思議たんぱく
中谷のPNP-14 ベータ・シヌクレイン物語

2024年11月20日　初版第1刷発行

編著　中谷一泰・湯浅龍彦・田辺 功
発行者　西村正徳　　発行所　西村書店
東京出版編集部　〒102-0071 千代田区富士見2-4-6
TEL 03-3239-7671　FAX 03-3239-7622　www.nishimurashoten.co.jp
印刷　三報社印刷株式会社　　製本　株式会社難波製本

Ⓒ 2024 西村書店
本書の内容を無断で複写・複製・転載すると、著作権および出版権の侵害となることがありますので、ご注意ください。

ISBN 978-4-86706-054-4